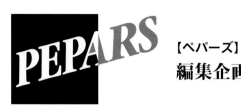

【ペパーズ】
編集企画にあたって…

　首から上をひとつの臓器として見立てた時に，マキシロフェイシャルサージェリーは広義には頭蓋以外の顔面に関する手術のすべてが含まれます．しかし一般的にはマキシロフェイシャルサージェリーは骨格を扱う手術のことであると考えられていて，狭義には主に先天異常による顎顔面の変形を骨切り術によって改善を図る手術とされてきました．

　本特集でも，まずはその狭義のマキシロフェイシャルサージェリーの領域において，最近議論の中心になっている点について各先生方に最新の知見を述べて頂きます．それらはおおよそ以下のような事項です．日本人に最も多い下顎前突症の患者に対して咬合の改善だけでなく審美的に良好な顔貌を与えるにはどういう戦略が必要か．また，術後の気道容積や OSAS の問題などもこれからの領域です．一方，小下顎症を取り扱う場合においては，手術時期，気切の要否，有効な骨延長法の手技，そして後戻りの問題等が挙げられるでしょう．顎非対称では，特に第一第二鰓弓の場合の手術時期，それに伴う上顎の移動戦略や術前後の矯正治療の戦略，有効な骨延長法はどういうものなのか，そして骨格修正後の軟組織の非対称をいかに修正するかなどが挙げられます．Syndromic craniosynostosis の治療においては，Cranioplasty 後に Maxilofacial を手術するケースと，Cranio と Maxillo を同時に行うケースとで，それぞれ手術時期や移動量・方向の設定，そして成長終了までの咬合管理の戦略などをどうするかが議論の対象です．またエラ削り・下顎縮小術・オトガイ形成など咬合に関与しない美容手術においても，真に審美的によい下顎のラインとはどんなものか，また安全で有効な手術法はどんなものかなどが，いずれもまだ結論を見ていないと思われます．

　冒頭に述べたように，これからのマキシロフェイシャルサージェリーには先天異常，外傷だけでなく再建外科，美容外科，矯正歯科など，顔面の外科に関わる各分野の医療技術と知識が要求されるようになると思います．それは最近の手術成績に伴って要求される治療ゴールが高くなっているからです．これからは単一の領域からのアプローチだけではもはや求められる結果に到達できなくなっていきます．全ての領域の手術に習熟することは無理でも，共通の知識と言語を用いて討論を行い，集学的にベストな治療計画が立案できることが，マキシロフェイシャルサージャンには求められていると思います．

2019 年 11 月

赤松　正

KEY WORDS INDEX

和　文

― あ　行 ―

オトガイ形成術　77

― か　行 ―

下顎角　77
下顎角形成術　77
下顎骨延長　20
下顎骨切り術　20
下顎枝矢状分割骨切り術　35
下顎前突症　9
顎運動　1
顎顔面外科　35
顎矯正手術　26,35
顎非対称　26
顎変形症　26,35
合併症　65
気管切開　20
外科的治療　9
咬合　1
骨延長（術）　55,65
骨切り　65

― さ　行 ―

3次元コンピューターシミュレー
　　ション手術計画　44
シミュレーション　9
手術計画　9
術式の工夫　20
術前評価　9
術中評価　44
小下顎症　20
上気道　65
歯列　1
シングルスプリント法　44
審美性　9
3Dシミュレーション　26

― た　行 ―

第一第二鰓弓症候群　26
中顔面　65
中顔面低形成　55

― は　行 ―

歯　1
ピエゾ超音波骨削器　44
閉塞性睡眠時無呼吸　20

― ら　行 ―

輪郭形成術　77
ルフォー3型　65
LeFort（ルフォー）I型骨切り術
　　　　　　　　　　　　　44
LeFort（ルフォー）III型骨切り術
　　　　　　　　　　　　　55
LeFort（ルフォー）II型骨切り術
　　　　　　　　　　　　　55

欧　文

― A・B ―

aesthetics　9
articulation　1
bilateral sagittal split osteot-
　omy；BSSO　35

― C・D ―

complications　65
dentition　1
distraction osteogenesis　55,65

― F・G ―

facial bone contouring　77
first and second branchial arch
　syndrome　26
genioplasty　77

― I・J ―

intraoperative evaluation　44
jaw asymmetry　26
jaw deformity（deformities）
　　　　　　　　　　　26,35
jaw movement　1

― L ―

LeFort I osteotomy　44
Le Fort III　65
Le Fort III osteotomy　55
Le Fort II osteotomy　55

― M ―

mandibular angle　77
mandibular angle plasty　77
mandibular distraction　20
mandibular osteotomy　20
mandibular prognathism　9
maxillofacial surgery　35
micrognathia　20
midface　65
midface hypoplasia　55
modified operative technique
　　　　　　　　　　　　　20

― O・P ―

obstructive sleep apnea　20
orthognathic surgery　26,35
osteotomy　65
piezoelectric device　44
preoperative evaluation　9
preoperative planning　9

― S ―

simulation　9
single-splint technique　44
surgical treatment　9
syndromic craniosynostosis　55

― T・U ―

3D computer assisted simulation
　surgery　44
3D simulation　26
tooth　1
tracheotomy　20
upper airway　65

WRITERS FILE

ライターズファイル（五十音順）

赤松　正
（あかまつ　ただし）

1985年	東京歯科大学卒業
1990年	東海大学卒業
	同大学病院前期臨床研修医
1992年	同大学形成外科入局
	国立大蔵病院消化器外科
1993年	東海大学形成外科後期研修医
1995年	同，助教
2005年	同，講師
2010年	同，准教授
2016年	同，教授

加持　秀明
（かもち　ひであき）

2000年	東京医科歯科大学歯学部卒業
	同大学第二口腔外科
2004年	同大学大学院医歯学総合研究科修了
2008年	長崎大学医学部卒業
2008年	聖路加国際病院，初期研修医
2010年	自治医科大学形成外科
2017年	静岡県立こども病院形成外科，医長

三川　信之
（みつかわ　のぶゆき）

1991年	東京医科大学卒業
	昭和大学形成外科入局
1995年	同大学大学院修了
1997年	同大学形成外科，助手
1998年	丸山記念総合病院形成外科，部長
2000年	聖マリア病院形成外科
2002年	同，部長
2009年	昭和大学形成外科，専任講師
	Great Ormond Street Hospital for Children, Craniofacial Center (London)留学
2010年	Necker 小児病院，Craniofacial Unit (Paris)留学
2011年	千葉大学大学院医学研究院形成外科学，准教授
2016年	同，教授

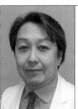

宇田　宏一
（うだ　ひろかず）

1995年	広島大学卒業
	同大学整形外科入局
1998年	東京大学形成外科入局
1999年	自治医科大学附属病院形成外科，助手
2004年	湯河原厚生年金病院形成外科，科長
2005年	静岡済生会総合病院形成外科，科長
2007年	自治医科大学形成外科，講師
2014年	同，准教授

倉片　優
（くらかた　まさる）

1988年	東海大学卒業
	東京警察病院形成外科
1995年	ニュージーランドミドルモアホスピタル, honorary staff
1996年	東京警察病院形成外科
2000年	同，医幹
2004年	医療法人社団大森会，理事長／クリニカ市ヶ谷，院長

山下　昌信
（やました　まさのぶ）

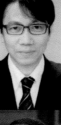

1997年	金沢医科大学卒業
	同大学形成外科入局
2001年	富山県立中央病院形成外科
2003年	金沢医科大学形成外科
2007年	UCLA, The David Geffen School of Medicine, Division of Plastic and Reconstructive Surgery 留学 (Dr. Henry K. Kawamoto, Jr, M.D, D.D.S.)
2008年	金沢医科大学形成外科，助教
2014年	同，講師
2017年	同，准教授

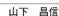

奥本　隆行
（おくもと　たかゆき）

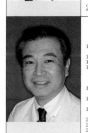

1987年	慶應義塾大学卒業
	同大学形成外科入局
1989年	栃木県佐野厚生病院外科
1991年	瀬口脳神経外科病院
1992年	東京歯科大学矯正歯科研究生
	慶應義塾大学形成外科，助手
1993年	埼玉県立小児医療センター形成外科
1994年	栃木県済生会宇都宮病院形成外科
1998年	藤田保健衛生大学形成外科，講師
2012年	同，准教授
2015年	同，臨床教授
2016年	同，教授
2018年	藤田医科大学形成外科，教授

玉田　一敬
（たまだ　いっけい）

2000年	慶應義塾大学卒業
	同大学形成外科入局
2004年	同，チーフレジデント
2005年	独立行政法人国立病院機構東京医療センター形成外科
2006年	慶應義塾大学形成外科，助手
2007年	東京都立清瀬小児病院形成外科
2008年	Australian Craniofacial Unit (Adelaide, Australia), Chang Gung Craniofacial Center (Taoyuan, Taiwan)留学
2009年	東京都立清瀬小児病院形成外科（移転統廃合により東京都立小児総合医療センター形成外科となり現在に至る）

渡辺　頼勝
（わたなべ　よりかつ）

2001年	東京大学医学部医学科卒業
	湘南鎌倉総合病院，初期研修医
2003年	東京大学形成外科入局
	静岡県立総合病院，形成外科
2004年	東京大学医学部附属病院形成外科・美容外科，医員
2008年	英国 Birmingham 小児病院 Craniofacial Unit 留学
	仏国 Necker 小児病院 Craniofacial Unit 留学
2008年	中国上海第九人民医院 Craniofacial Unit 留学
2013年	東京女子医科大学大学院先端生命医科学再生医工学専攻博士課程修了
2014年	東京警察病院形成・美容外科，医長／クリニカ市ヶ谷

前付 3

CONTENTS Maxillofacial Surgery

編集／東海大学教授　赤松　正

Maxillofacial surgery に必要な咬合に関する知識 ……………………………赤松　　正　　**1**

歯と乳歯列，成人の正常咬合と小児の咬合の成長発達，顎関節の位置，咀嚼における下顎の運動などについてまとめた．顎顔面の骨切り術の治療ゴールの設定，成長期の患者の治療の流れの理解，矯正歯科医との連携など，治療の核心にふれる部分で必須となる知識である．

下顎前突症―審美性を考えた治療計画の実際― …………………………………宇田　宏一　　**9**

下顎前突症の審美的改善はオトガイ突出部だけでなく，上口唇ならびにその周囲の軟部組織の不調和と，それに影響する上顎骨の形態と前歯歯軸を把握してそれをどう改善するかがポイントとなる．

小下顎症―実際の手術と問題点― ………………………………………………三川　信之　　**20**

小下顎症の治療は容易ではないが，幼小時より施行可能な骨延長術は極めて有用な手段である．呼吸障害を呈する小下顎症に対する骨延長術を中心に，治療の実際とそのテクニックを解説する．

顎非対称手術（含む第一第二鰓弓症候群）

―審美性を考えた治療方針と問題点― …………………………………………奥本　隆行　　**26**

非対称性顎変形症の手術計画では良好な咬合の確立はもとより，自然頭位における視覚的把握を前提に 3D 画像シミュレーションを行い，その結果を手術に的確に反映させることが重要である．

下顎枝矢状分割骨切り術の実際 …………………………………………………山下　昌信　　**35**

下顎枝矢状分割骨切り術（BSSO：bilateral sagittal split osteotomy）のうち，いわゆる short split 法について，筆者が行うシンプルで安全な手術手技を 1 症例の連続術中写真とともに詳細に解説する．

◆編集顧問／栗原邦弘　中島龍夫
　　　　　　百束比古　光嶋　勲
◆編集主幹／上田晃一　大慈弥裕之　小川　令

【ペパーズ】
PEPARS No.156/2019.12◆目次

3D コンピューターシミュレーションによる LeFort I 型骨切り
手術計画法とシングルスプリント法の実際 ……………………………渡辺　頼勝　**44**
　　　　　3D コンピューターシミュレーションによる手術計画とシングルスプリント法は，
　　　　　上下顎外科矯正手術には不可欠な技法である．

Syndromic craniosynostosis の中顔面低形成に対する治療方針
―手術時期・手術適応・術式選択・手術計画について― ………………加持　秀明　**55**
　　　　　Syndromic craniosynostosis の中顔面低形成に対する Le Fort II 型・III 型骨切り
　　　　　術の，手術時期・手術適応・術式選択の相違について

Le Fort III 型骨切り術の実際 ………………………………………………玉田　一敬　**65**
　　　　　直視下におけない部位での盲目的な骨切りを要する Le Fort III 型骨切りについ
　　　　　て，骨切りの手順を模型で示しつつ，各手順の要点について解説する．

下顎骨形成術―下顎骨全体を意識した手術の実際とポイント― ………………倉片　優　**77**
　　　　　下顎骨全体の contour を整えるために，下顎角からオトガイ部まで含めた下顎骨
　　　　　下縁の骨切除と下顎骨外板切除そしてオトガイ形成術を必要に応じて組み合わ
　　　　　せることが重要である．

ライターズファイル…………………………前付 **3**
Key words index ……………………………前付 **2**
PEPARS　バックナンバー一覧……………**88〜89**
PEPARS　次号予告…………………………**90**

「PEPARS®」とは Perspective Essential Plastic
Aesthetic Reconstructive Surgery の頭文字よ
り構成される造語．

前付 5

好評につき増刷出来

超アトラス 眼瞼手術
― 眼科・形成外科の考えるポイント ―

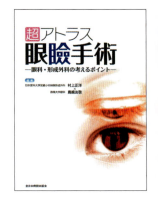

編集　日本医科大学武蔵小杉病院形成外科　村上正洋
　　　群馬大学眼科　鹿嶋友敬

B5判／オールカラー／258頁／定価（本体価格9,800円＋税）
2014年10月発行

アトラスを超える**超アトラス**！
眼瞼手術の基本・準備から，部位別・疾患別の術式までを盛り込んだ充実の内容．
786枚の図を用いたビジュアル的な解説で，実際の手技がイメージしやすく，眼形成初学者にも熟練者にも必ず役立つ1冊です！

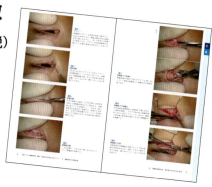

目次

Ⅰ　手術前の[基本][準備]編―すべては患者満足のために―
　A　まずは知っておくべき「眼」の基本
　　　―眼科医の視点から―
　B　おさえておきたい眼瞼手術の基本・準備のポイント
　　　―形成外科医の視点から―
　C　高齢者の眼瞼手術における整容的ポイント
　　　―患者満足度を上げるために―
　D　眼瞼手術に必要な解剖
　E　眼瞼形成外科手術に必要な神経生理

Ⅱ　眼瞼手術の[実践]編
　A　上眼瞼の睫毛内反
　　　上眼瞼の睫毛内反とは
　　　埋没縫合法
　　　切開法（Hotz変法）
　B　下眼瞼の睫毛内反
　　　下眼瞼の睫毛内反とは
　　　若年者における埋没法
　　　若年者におけるHotz変法
　　　退行性睫毛内反に対するHotz変法（anterior lamellar repositioning）
　　　Lid margin split法
　　　牽引筋腱膜の切離を加えたHotz変法
　　　内眥形成
　C　下眼瞼内反
　　　下眼瞼内反とは
　　　牽引筋腱膜縫着術（Jones変法）
　　　眼輪筋短縮術（Wheeler-Hisatomi法）
　　　Lower eyelid retractors'advancement（LER advancement）
　　　牽引筋腱膜縫着と眼輪筋短縮術を併用した下眼瞼内反手術

　D　睫毛乱生・睫毛重生
　　　睫毛乱生・睫毛重生とは
　　　電気分解法
　　　毛根除去法
　　　Anterior lamellar resection（眼瞼前葉切除）
　E　上眼瞼下垂
　　　上眼瞼下垂とは
　　　Aponeurosisを利用した眼瞼下垂手術
　　　Muller tuck法（原法）
　　　CO_2レーザーを使用した眼瞼下垂手術（extended Muller tuck宮田法）
　　　Aponeurosisとミュラー筋（挙筋腱膜群）を利用した眼瞼下垂手術
　　　眼窩隔膜を利用した眼瞼下垂手術（松尾法）
　　　若年者に対する人工素材による吊り上げ術
　　　退行性変化に対する筋膜による吊り上げ術
　　　Aponeurosisの前転とミュラー筋タッキングを併用した眼瞼下垂手術
　F　皮膚弛緩
　　　上眼瞼皮膚弛緩とは
　　　重瞼部切除（眼科的立場から）
　　　重瞼部切除（形成外科的立場から）
　　　眉毛下皮膚切除術
　G　眼瞼外反
　　　下眼瞼外反とは
　　　Lateral tarsal strip
　　　Kuhnt-Szymanowski Smith変法
　　　Lazy T & Transcanthal Canthopexy
　コラム
　　　眼科医と形成外科医のキャッチボール

株式会社 **全日本病院出版会**　〒113-0033 東京都文京区本郷3-16-4　Tel:03-5689-5989
http://www.zenniti.com　Fax:03-5689-8030

◆特集/Maxillofacial Surgery

Maxillofacial surgery に必要な咬合に関する知識

赤松　正*

Key Words：歯(tooth)，歯列(dentition)，咬合(articulation)，顎運動(jaw movement)

Abstract　顎顔面の骨切り術においては必須となる成人の正常咬合に関する知識と小児の咬合の成長発達に関する知識についてまとめた．先天異常の治療か美容医療かにかかわらず，治療ゴールの設定，成長期の患者の治療の流れの理解，矯正歯科医との連携など，治療の核心にふれる部分で必須となる知識である．歯と乳歯列に関する知識，正常咬合に関する知識，顎関節の位置に関する知識，咀嚼における下顎の運動に関する知識，についてまとめた．

最近の Maxillofacial surgery

これからの Maxillofacial surgeon には先天異常，外傷だけでなく再建外科，美容外科，矯正歯科など，顔面の外科に関わる各分野の知識を有することが要求される．それは上記いずれの分野でも，手術成績が向上するに従って要求される治療ゴールが高くなってきたからで，近年では単一の領域からのアプローチだけではもはや求められる結果に到達できなくなっている．1人のサージャンが先天異常治療から再建外科，美容外科まで全てに習熟していることは難しいとしても，共通の知識と言語の上に立った討論ができる必要がある．本稿ではまず顎顔面の骨切り術においては必須となる成人の正常咬合に関する知識と小児の咬合の成長発達に関する知識についてまとめた．先天異常の治療か美容医療かにかかわらず，この知識は必須である．これがなければ治療ゴールの設定，成長期の患者の治療の流れの理解，矯正歯科医との連携など，治療の核心にふれる部分が全て抜け落ちることになる．過去にはそれでも手術ができたかもしれないが，これからは患者さんや社会の要求するレベルの結果を得ることはできない．

歯と歯列に関する知識

乳歯列は生後6か月ころに乳中切歯から萌出を開始し，2歳6か月頃に萌出を完了する．前歯群である上下の乳中切歯・乳側切歯・乳犬歯と，側方歯群である上下の第1乳臼歯・第2乳臼歯の計5対が左右にあることで，計20本の歯からなる（図1）．

永久歯列への交換は6歳から始まり，14歳頃ま

---

* Tadashi AKAMATSU, 〒259-1193　伊勢原市下糟屋143　東海大学医学部外科学系形成外科学，教授

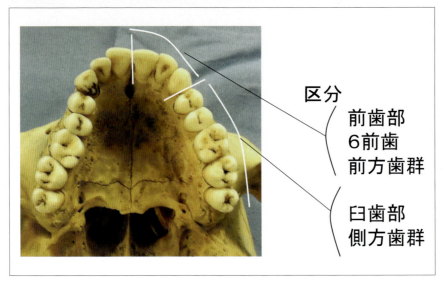

図 1. 歯列に関する基本的用語

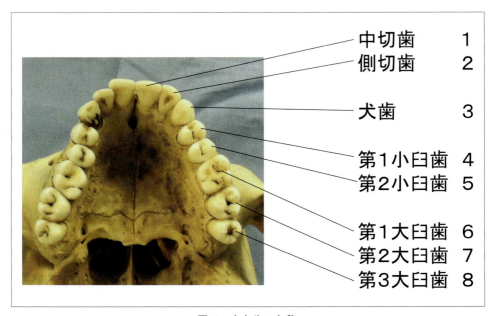

図 2. 永久歯の名称

でかけて徐々に交換が進む．その間は混合歯列期と呼ばれる．6歳頃から下顎中切歯，次いで上顎中切歯で交換が始まる．同時期に第2乳臼歯のさらに後方の歯槽堤に第1大臼歯が萌出してくる．第1大臼歯は第2乳臼歯の後面（遠心面）に沿って萌出するので，第2乳臼歯が失われていると第1大臼歯は前方に萌出してしまい，そうするとその後の側方歯群交換の際にスペースの不足から叢生の原因となる．犬歯の交換は一般的に9歳頃に始まり，第1乳臼歯，第2乳臼歯の交換は10歳から13歳頃とされている．最後に第2大臼歯が第1大臼歯の後方の歯槽堤に萌出して永久歯列が完成するのは14歳頃である．

永久歯列は中切歯，側切歯，犬歯，第1小臼歯，第2小臼歯，第1大臼歯，第2大臼歯の上下で計7対の歯があることで28本の歯からなる（図2，表

表 1. 歯の特徴

切　歯
- 上下顎で 8 本
- 食べ物をかみ切る機能を持つ
- 中央寄りの中切歯とその外側の側切歯とがある
- 単根

犬　歯
- 全ての歯の中で最も長大
- 尖頭と切縁を持つ. 尖頭はやや近心寄り
- 1 対しかない. 上下顎で 4 本
- 側方運動をガイドし, 歯列弓の中でも重要な歯
- 単根

小臼歯
- 側方歯群のなかで前方を受け持つ
- 2 対. 上下顎で 8 本
- 咬頭は頬側と舌側の 2 つ

大臼歯
- 側方歯群のなかで後方を受け持つ
- 智歯も入れると 3 対
- 上顎は 4 咬頭 3 根
- 下顎は 5 咬頭 4 根

1). これに加え, 一般的に智歯(親知らず)と呼ばれる第 3 大臼歯が 20 歳頃に第 2 大臼歯の更に後方の歯槽堤に萌出する. しかし, 現代人では顎骨が小さくなってきていることと, 歯の咬耗(咀嚼により歯牙がすり減ること)がなくなってきているため, 萌出スペースが足りず, 埋伏することが殆どである. 顎骨の成長発育の減少は, 咀嚼筋の発達が不良になってきていることに原因があり, それは食べ物が柔らかくなっている現代人の生活に起因すると言われているがエビデンスは不足している. 咀嚼筋, 顎骨ともにその容積と発育には遺伝的影響もある.

　本来, 良好な歯列弓の形成は良好な歯槽弓の形態と長径があれば自然と行われる. しかし, 顎顔面外科領域の手術が必要な患者の多くは歯槽弓が形態的にも寸法においても不足していることが殆どなので, 矯正歯科治療が必要となる. 骨切り後の骨片安定性は術後に良好な咬合が得られることと密接な関係があるので, できるだけ術前矯正を行っておくべきであるが, 混合歯列期の患児では十分な矯正ができないことがほとんどである. ま

た, 術後の顎発育は良好な顔面の骨格的バランスだけでなく, 良好な歯列弓や咬合の獲得にも関与する. 乳歯列期は勿論, 混合歯列期においても顎発育に与える障害をできるだけ小さくする治療計画が非常に重要である.

咬合に関する知識

　顎顔面外科領域の手術においては上下顎の咬合関係の理解が欠かせない. 術前の治療計画立案には正常咬合獲得は欠かせない条件であるし, 少なくともそれを目指して治療を進める必要がある. そのためには上顎・下顎それぞれの歯列弓が歯科矯正治療によってどのようなゴールに着地するのかという予測が, 顎の成長予測とととともに非常に大切となる. これは形成外科医単独では困難なので, 矯正歯科医との密接な連携をもって治療計画を立てることが必須である. 顎顔面外科手術を担当する形成外科医はそのために基本的な咬合関係の知識を持っていなければならない.

　獲得すべき正常な永久歯列の咬合関係について解説する. 上下顎の正常な咬合関係は Angle の咬

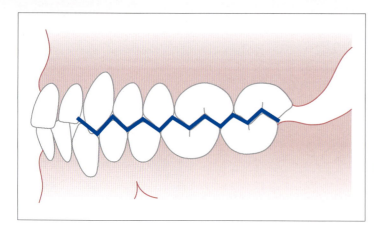

図 3.
対合関係
上下の歯牙の基本的関係

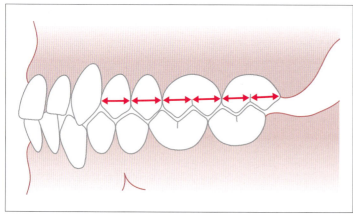

図 4.
対合関係
大臼歯は小臼歯 2 個分に相当する．

合分類による I 級咬合とされている．これは上下顎の第 1 大臼歯の前後的(近遠心的)関係で定義づけられていて，これが正常で，かつ歯列弓のアーチが綺麗に並んでいれば自然と前歯の被蓋関係も美しく保たれ，上下顎の正中線も合致するということになる(図 3, 4)．ただし，歯槽堤の周長と歯牙のサイズはあまり相関がないため，叢生や歯列の不正は起こる．

下顎の第 1 大臼歯は上顎の第 1 大臼歯に対して咬頭半個分前方にある．そのため，上顎第 1 大臼歯の近心頬側咬頭頂が下顎第一大臼歯の頬面溝に一致するという正常咬合の定義が生まれる(図 8)．この下顎の同名歯が上顎に対して半咬頭前にあるという関係は犬歯と側方歯群のすべてで維持されていて，それにより緊密な咬合関係が作られている(図 5)．6 本の前歯は全て下顎の方が上顎よりも幅径が小さく，これにより下顎の歯列弓が上顎の歯列弓よりも内側にある関係が作られ，これを被蓋と呼ぶ(図 6, 7)．前方歯群における唇舌的被蓋と側方歯群における頬舌的被蓋が反対でも過大でもなく，適度に保たれることが，正常咬合の基本となる．前歯部の被蓋は垂直方向，水平方向ともに 2 mm が適当とされている．咬合関係が良好か不良かにかかわらず，安静位の顎位付近でその人なりに咬合した状態の上下顎関係を咬頭嵌合位 IP(Intercuspal Position)と呼ぶ(表 2)．咬頭嵌合位をとった状態での下顎頭の位置は中心咬合位 CO(Centric occlusion)と呼ぶ(表 2)．しかし一般的にはその状態の咬合位自体すなわち IP を中心咬合位(CO)と呼んでいることの方が多く，筆者もそうしている．

顎関節の位置に関する知識

顎関節のなかでの下顎頭の位置は正常咬合云々とはまた別の問題である．顎関節を包含する骨片を取り扱う際には重要な問題となり，これに関する知識が必要である．顎関節の関節頭は安静時には関節窩内のどこにあるべきなのか．またそこか

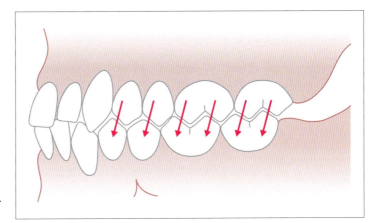

図 5.
対合関係
下顎の同名歯牙は必ず半咬頭前にある.

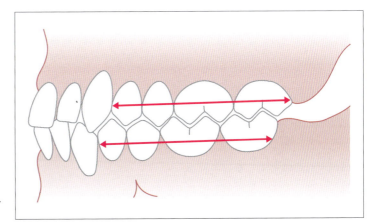

図 6.
対合関係
側方歯群の幅径は上下顎同径である.

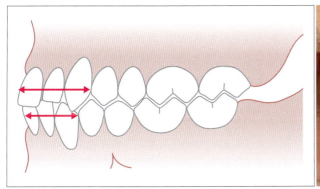
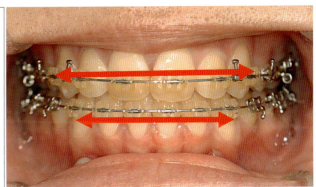

図 7. 対合関係
6前歯の幅径は上顎に対して下顎が小さい

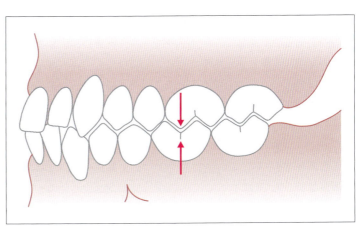

図 8.
対合関係
上顎第1大臼歯近心頬側咬頭頂は下顎第1大臼歯頬面溝に入る. これがAngle分類第I級である.

表 2. 中心咬合位（CO）

- 咬頭嵌合位（Intercuspal position；IP）
- 中心咬合位（Centric occlusion；CO）

上下顎歯列が最も多くの部位で接触嵌合し安定した状態にある時の下顎位
（下顎頭の関節窩の中での位置は問わない）

表 3. 中心位（CR）

1956 年　初版
下顎頭が関節窩内で緊張することなくとり得る
最後退位

1987 年　第 5 版（現在の第 8 版まで変わりなし）
下顎頭が関節円板の最薄部を介して関節窩内の前上方に位置して，関節結節に接している時の下顎位

（The Journal of prosthetic Dentistry；Glossary of Prothodontic Terms 米国歯科補綴学雑誌；補綴学用語集）

らの下顎の生理的運動はどのように行われるのか．これらに関する知識なしに手術を行うと，術後に様々な問題を生じることになる．

外科医は次のように理解しておくのがよい．安静時の関節頭の位置は中心咬合位での位置と同じである．そして，その時，関節頭は関節窩の中で後上方に位置している．実際には安静時には 2 mm 程度の開口状態にあるのが普通である．この開口による関節頭の位置変化はごくわずかな水平面内での回転だけなので，ほぼ無視してよい．大切なことは後上方といっても，強く後方に押しつけた位置とは異なる点で，これを理解していないと覚醒後や顎間固定解除後に患者の下顎は前進してしまう．強く後方に押しつけた位置を CR（Centric relation）と外科医は呼ぶ．これは補綴関係の歯科医師による研究結果とは異なるが，口腔外科医も含め顎顔面外科医はこのように理解しておくのがよい．この CO と CR とは前後的に 1〜1.5 mm 程度の差があるのが通常で，一致させてしまうと患者は顎関節に苦痛や違和感を覚えることになる．患者は安静時には下顎を前進させてこの違和感や苦痛を解消するので術後の顔貌は下顎前突の状態となるし，咀嚼時には中心咬合位を取るので苦痛がでる．

ちなみに 1987 年に米国補綴学会で定めた補綴学用語集第 5 版では「中心位（CR）は下顎頭が関節円板の最薄部を介して関節窩内の前方に位置づけられ，関節結節に接触している状態の時の下顎位」とされ，現在の第 8 版でも変更はないことは知っておくべきであるが（表3），全麻下の患者でそのような顎位を再現しようとすることは勧められない．

顎運動に関する知識

咀嚼運動は水平面内での下顎のわずかな角度の回転運動である．咀嚼運動は片側のみで行われる．すなわち右か左どちらかが食塊をすり潰す側となっていて，それを作業側と呼ぶ．作業側では下顎の臼歯は外側から入ってきて，中心咬合位へ向かって咬頭接触を保ちながら横移動することで食塊をすり潰す．半対側は均衡側と呼ばれ，下顎は前下方へ開口移動するので，基本的に上下の歯牙は均衡側で咬合接触することはない．つまり作業側の関節頭は垂直軸を回転中心として非常にわずかな角度の水平面内回転をしつつ，上顎臼歯の頬側咬頭内面の傾斜に沿って非常にわずかな開閉運動をしている．作業側では咬筋と内側翼突筋，側頭筋が作用している．均衡側では外側翼突筋が作用し，均衡側関節頭を前方滑走させている（図9，10）．

通常左右のどちらが作業側になるかは習慣で決まっているが，反対側で噛むこともできる．どちらが習慣性作業側となっているか自覚できていな

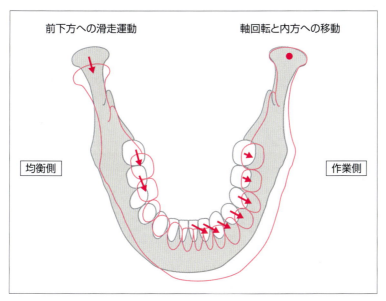

図 9. 咀嚼時の顎運動（水平面内での動き）

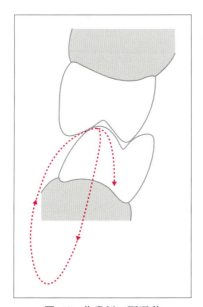

図 10. 作業側の顎運動
下顎の臼歯は外側から入ってきて、中心咬合位へ向かって咬頭接触を保ちながら横移動する．その過程で食塊をすり潰す．開口運動はまず下方へ、そして外方へと動く．

い人が多い．このような咀嚼メカニズムが理解されれば，患側に関節頭を持たない症例や，患側に翼突筋を持たない症例における咀嚼はどちら側が作業側になるか，すなわちどちら側の歯牙が大切であるか等が理解できるようになる．

以上顎顔面外科医が理解しておくべき歯と咬合に関する知識をまとめた．最低限これらについては理解しておけば Maxillofacial surgery で審美的に良くても機能的問題が残るような症例はなくなるはずである．

好評増刷

カラーアトラス
爪の診療実践ガイド

●編集　安木　良博（昭和大学/東京都立大塚病院）
　　　　田村　敦志（伊勢崎市民病院）

目で見る本で
臨床診断力がアップ！

爪の基本から日常の診療に役立つ処置のテクニック、写真記録の撮り方まで、皮膚科、整形外科、形成外科のエキスパートが豊富な図写真とともに詳述！
必読、必見の一書です！

2016年10月発売　オールカラー
定価（本体価格 7,200円＋税）　B5判　202頁

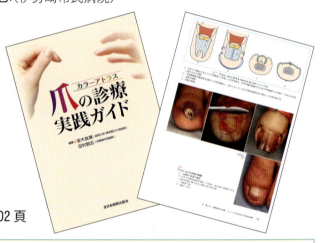

目　次

Ⅰ章　押さえておきたい爪の基本
＜解　剖＞
1．爪部の局所解剖

＜十爪十色―特徴を知る―＞
2．小児の爪の正常と異常
　　―成人と比較して診療上知っておくべき諸注意―
3．中高年の爪に診られる変化
　　―履物の影響、生活習慣に関与する変化、ひろく爪と靴の問題を含めて―
4．手指と足趾の爪の機能的差異と対処の実際
5．爪の変色と疾患
　　―爪部母斑と爪部メラノーマとの鑑別も含めて―

＜必要な検査・撮るべき画像＞
6．爪部疾患の画像検査
　　―X線、CT、エコー、MRI、ダーモスコピー―
7．爪疾患の写真記録について―解説と注意点―

Ⅱ章　診療の実際―処置のコツとテクニック―
8．爪疾患の外用療法
9．爪真菌症の治療
10．爪部外傷の対処および手術による再建
11．爪の切り方を含めたネイル・ケアの実際
12．腎透析と爪
13．爪甲剥離症と爪甲層状分裂症などの後天性爪甲異常の病態と対応

＜陥入爪の治療方針に関する debate＞
14．症例により外科的操作が必要と考える立場から
15．陥入爪の保存的治療：いかなる場合も保存的治療法のみで、外科的処置は不適と考える立場から

16．陥入爪、過彎曲爪の治療：フェノール法を含めた外科的治療
17．爪部の手術療法
18．爪囲のウイルス感染症
19．爪囲、爪部の細菌感染症
20．爪甲肥厚、爪甲鈎彎症の病態と対処

Ⅲ章　診療に役立つ＋αの知識
21．悪性腫瘍を含めて爪部腫瘍の対処の実際
　　―どういう所見があれば、腫瘍性疾患を考慮するか―

コラム
A．本邦と欧米諸国での生活習慣の差異が爪に及ぼす影響
B．爪疾患はどの臨床科に受診すればよいか？
C．ニッパー型爪切りに関する話題

全日本病院出版会　〒113-0033　東京都文京区本郷 3-16-4　Tel：03-5689-5989
www.zenniti.com　Fax：03-5689-8030

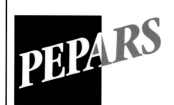

◆特集/Maxillofacial Surgery
下顎前突症
―審美性を考えた治療計画の実際―

宇田　宏一*

Key Words：下顎前突症(mandibular prognathism)，術前評価(preoperative evaluation)，審美性(aesthetics)，シミュレーション(simulation)，手術計画(preoperative planning)，外科的治療(surgical treatment)

Abstract　下顎前突症の治療では機能と同等，もしくはそれ以上に審美的改善が求められる．そのため下顎に加えて上顎骨骨切り術の併用がしばしば必要となる．特に上口唇とその周囲の形態に大きく影響する上顎骨の形態的不調和ならびに上顎前歯の歯軸を術前に正確に診断することが重要で，それを元にCraniofacial Drawing Standardによる分析，さらにPhotoshop®を用いたシミュレーションにより，下顎骨骨切り単独の場合と上顎骨骨切りを併用した場合の顔貌変化を視覚的に推察し，手術のプランニングを行っている．そして実際の手術では自由度の高いシングルスプリントを使用して，机上のプランニングでは限界のある顎移動に伴う軟部組織の変化を術中に確認して骨の移動の微調整を行うようにしている．本稿では，下顎前突症における治療に関して，主に上下顎骨骨切り術の適応とそのプランニングについて詳述する．

はじめに

下顎前突症に代表される Class Ⅲ 咬合不全は，日本人では最もよく認める顎変形症の1つであり，治療においては咬合を中心とした機能的改善と同等，もしくはそれ以上に審美的な改善が要求される．正常な咬合を獲得するだけであれば，物理的にはほとんどの下顎前突症例は下顎骨骨切り術による下顎の後方移動単独(One-jaw surgery)で対応可能であると言えるが，それだけでは安定した咬合や良好な審美的改善が得られないことが少なくない．つまり，上顎骨骨切り術の併用(Two-jaw surgery)を考慮する必要がしばしばある．ここでは，下顎前突症に対する Two-jaw surgery の適応を示し，そして「良い顔をつくる」ための具体的な治療プランニングを紹介する．

表 1. 下顎前突症の上下顎骨骨切り術の適応

機能面
a) 開口症例
b) 下顎の大きな移動量(＞10 mm)が必要な症例

審美面
c) 上顎傾斜(カント)が原因の左右非対称例
d) 下顎の予定後退量が小さく，前突感が残る症例
e) 上顎形態によって上口唇周囲に不調和のある症例
f) 上顎前歯の唇側傾斜が強く残る症例

Two-jaw surgery の適応

下顎前突症例における Two-jaw surgery の適応を表1に示す．これらは大きく分けて，機能面から見た適応と審美面から見た適応に分けられる．

1．機能面から見た適応
a) 開口症例

開口症例に対して One-jaw surgery 単独で対応する場合，前歯部の開口を閉鎖するために下顎

---

* Hirokazu UDA，〒329-0498　下野市薬師寺3311-1　自治医科大学形成外科，准教授

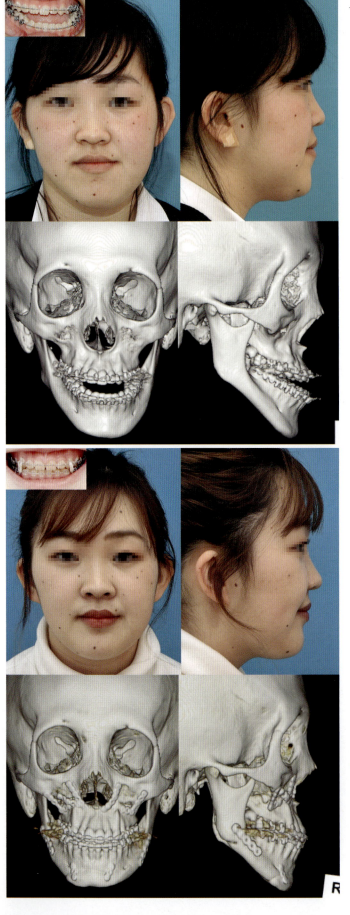

figure 1.
症例1：17歳，女性
下顎前突，開口，左右非対称症例
Two-jaw surgery を行い，上顎はカント修正に加え時計回転，下顎は正中で 7 mm のセットバックとオトガイ形成術を施行した．
　a：術前
　b：術後

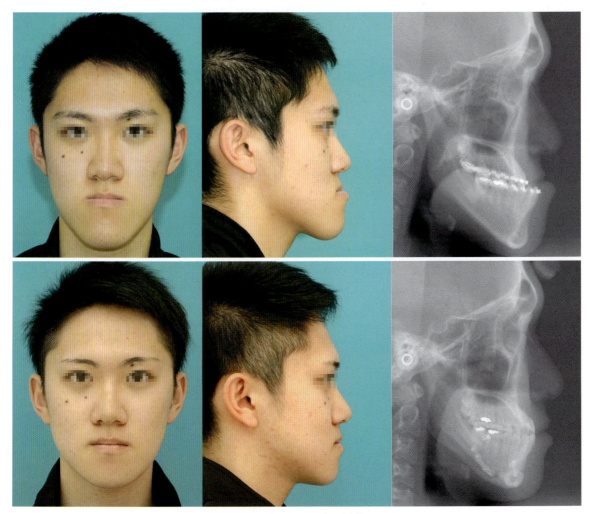

図 2. 症例 2：16 歳，男性
高度の下顎前突症例に対して One-jaw surgery でセットバック 11 mm ならびにオトガイ形成術を施行した．後戻りによって下顎前突感が残存し，前歯部も切端咬合となっている．
a：術前　b：術後

の大きな反時計回転が必要となり，下顎角が下方に延びると咬筋・内側翼突筋複合体のカウンターが強く作用して術中にさえ十分な回転が難しい場合もあり，術後も開口が再発する傾向が強い．そのため，Two-jaw surgery として上顎後方の削骨による時計回転を加える方が固定性にも優れ，術後の安定性にも優位に働く．また下顎の反時計回転によるオトガイの前方移動が抑えられるために，下顎前突においては審美的にも優位に働く（図 1）．

b）大きな下顎移動量が必要な症例

経験的に，日本人では One-jaw surgery で 10 mm を超える下顎後退が必要な症例では，術後安定性が悪く後戻りのリスクが高い[1]．また，舌房や気道の狭小化も危惧される．そのため，Two-jaw surgery を積極的に適応させるのがよい．実際は，このような症例のほとんどは上顎の後退や劣成長を合併しているため，審美的改善という点においても，Two-jaw surgery が有利である（図 2）．

2．審美面からみた適応
c）上顎の傾斜（カント）による左右非対称例

上顎の傾斜（カント）が原因の左右非対称例では，当然，Two-jaw surgery が必須となる（図 1）．

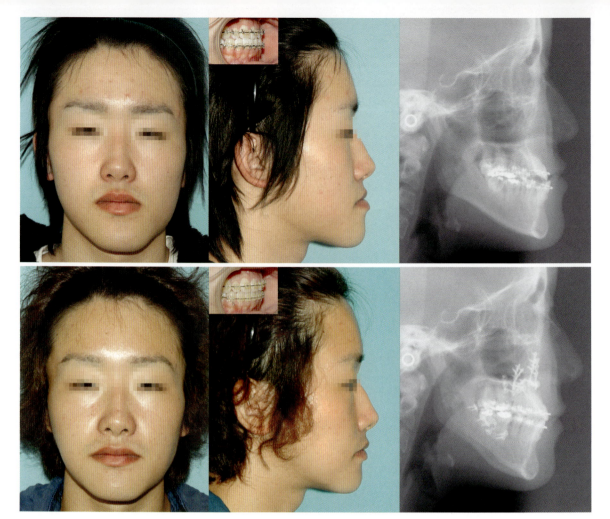

図 3. 症例 3：19 歳，男性
術前矯正終了時に上下顎の前後的不調和が 5 mm 程度しかなく，下顎単独のセットバックでは前突感が残ると思われた．また，U1 の歯軸傾斜も強く，上口唇の突出感も認めた．そのため Two-jaw surgery として上顎骨骨切り前縁を中心として時計回転を加えてオトガイの後退を図った．
a：術前　b：術後

d）下顎の予定後退量が小さく，前突感が残存すると思われる症例

術前矯正終了時の下顎の予定後退量が小さい場合，One-jaw surgery ではオトガイの後退が不十分で前突感が取れないことがある．これは非抜歯での術前矯正で Class I の咬合仕上げをゴールとした症例に多い．このような場合は Two-jaw surgery として，上顎を時計回転させオトガイの後退と下顔面高を減じることで審美性を向上させることができる（図 3）．

e）上顎形態によって上口唇周囲に不調和のある症例

上顎の垂直的過長や劣成長などにより，上口唇形態の悪化や閉唇困難（lip incompetence），また笑顔時のガミーや鼻翼・鼻唇溝部（paranasal area）の形態悪化などが個々の症例で複雑にからんで，審美性に影響を及ぼしていることがしばしばある．その程度によっては，Two-jaw surgery で改善を図ることがある（図 4，5）．

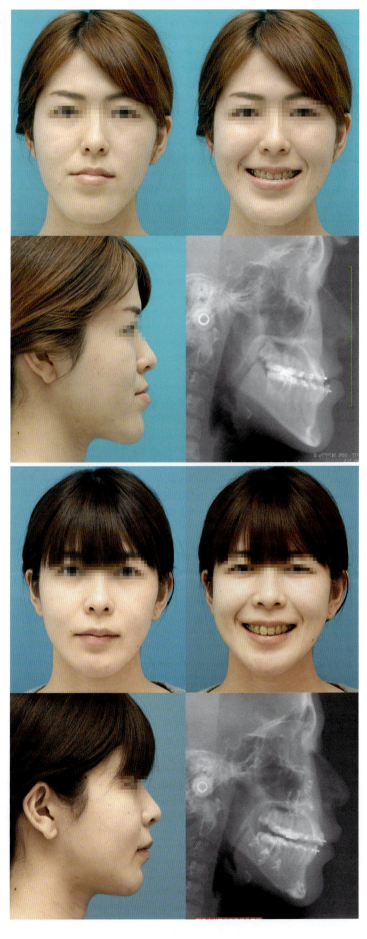

図 4.
症例 4：24 歳，女性
上口唇と鼻翼基部の後退を伴う陥凹感と笑顔時の U1 露出の不足感がある．オトガイは先鋭的かつ四角く強い印象．Two-jaw surgery として，U1 切縁を中心にした時計回転を行った．これにより上顎は骨切り部で約 1 mm 前方に移動し，下顎のセットバックは 8 mm，オトガイ形成術も施行した．
　a：術前
　b：術後

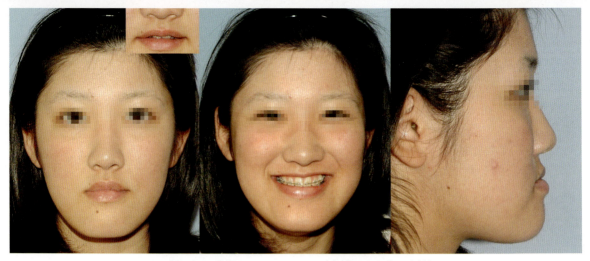

図 5-a．手術シミュレーション(症例 5：17 歳，女性)
　a：鼻から上口唇周囲の観察
　閉唇における口唇の筋緊張はない．笑顔時および安静時の前歯露出は適当であり，鼻翼基部の後退感は強くなく，上顎の垂直的不調ならびに前後的劣成長はないと判断した．一方，口唇が突出気味でやや上顎前突傾向の顔貌を示しており，上顎前歯の唇側傾斜が残り，U1 切縁が理想よりやや前方にある印象だった．顔面はいわゆる long face である．

f）上顎前歯の唇側傾斜が強く残る症例

　術前矯正で歯列の十分なデコンペンセーションが行えていない症例では，前歯歯軸の唇側傾斜が残り，その影響で口唇形態を含む口元や笑顔時の表情に特有の不調和をきたす．それにより One-jaw surgery だと上下顎前突のような口元となりやすい．このような症例では，Two-jaw surgery で上顎を時計回転させて歯軸を整えることで口元の審美性を高めることができる(図 5)．

　上記のうち，a)と b)の機能面での適応は他覚的にもわかりやすい．また，審美面の適応も c)は X 線的にも所見的にも明確であり，Two-jaw surgery の適応として認識すること自体は容易である(非対称の詳細な治療に関しては他稿に譲る)．一方，d)〜f)に対してはほとんどの症例でそれらが混在しており，上顎骨骨切りを追加するかどうかは審美性がその唯一の目的となるため，その判断と適切な治療プランニングが必要となる．次にこれらについて具体的な治療プランニングを述べる．

治療プランニング

　通常，1)鼻から上口唇までの審美評価，2)Craniofacial Drawing Standard(CDS)の重ね合わせ，次いで 3)Photoshop® を使用したシミュレーションの順に分析を行い，プランを決定している．その中で，最も重要なのは，視診による評価であり，骨だけでなく軟部組織を意識した評価が極めて大切である[2]．よってセファログラムによる分析と理解は必要ではあるが，実際の治療プランニングにおいてはあくまで補助的な物として捉えているというのが実際である．審美性の追求においては，中顔面の陥凹度を示す Facial convexity と上下顎前歯の歯軸を示す U1 to SN，L1 to mandibular plane の値は把握するようにしている．

1）鼻から上口唇までの審美評価(図 5-a)

　基本的に上顎骨骨切りを追加するかどうかは，視診による評価に依存すると言っても過言ではない．鼻から上口唇までの全体的な審美バランスを評価するが，特にリラックス時および笑顔時の前歯露出度(U1 show)を重要視している．リラックス時で U1 show は通常 1〜3 mm，笑顔時には前歯のほぼ全体が露出するくらいを目安とする．歯

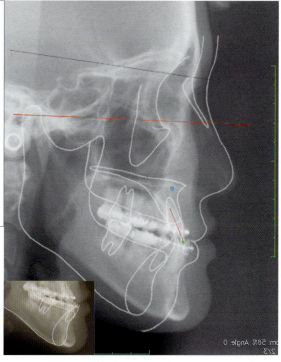

図 5-b. 手術シミュレーション(症例 5：17 歳，女性)
　b：セファログラム分析と CDS の重ね合わせ
　U1 の唇側傾斜が残り，術前矯正によるデコンペンセーションが十分ではないのがわかる．そこで現在(緑点)より少し後方に理想の U1 切縁を決め，この点と Nasion をベースに CDS を重ね合わせ，同時にオトガイ形態も評価する．これにより，骨格全体のズレが視覚的に認識できる．ここでは，上顎骨骨切り前縁(青点)を中心に時計回転を行うことで，U1 歯軸と切縁の位置の改善，さらにオトガイの効果的な後退と下顔面高の減弱効果による long face の改善も期待できることが予想される．

肉は 2～3 mm までの露出は魅力的だが，それ以上だとガミースマイルとして認識される．次いで paranasal area の陥凹度と上口唇の突出などの形態的特徴をチェックする．これらによって，軟部組織との関係を考慮した上での上顎の垂直的前後的不調和の有無と程度を把握する．

2）CDS の重ね合わせ(図 5-b)

通常，CDS は縮尺はセファログラムと同じとして，TH 平面と N 点で合わせて比較を行うが，我々は，そのような基準面と縮尺は無視して使用している．実際には先の視診にて U1 切縁の位置が適切かどうかを確認して，適切であればそこを基準点として合わせて，次いで顔面軟部組織に沿うように縮尺を適宜調節して回転させる．U1 show が悪く，U1 切縁の位置がよくない場合は，適切と思われる U1 切縁点を設定してそこに合わせるようにしている．その上で上顎の回転を含めた移動量と方向，また下顎のセットバック量を分析する．さらに，オトガイ部の形態を確認し，突出の程度や形態によって適切なオトガイ形成術を計画する．

3）Photoshop® を使用したシミュレーション
　（図 5-c）

顔貌側面写真とセファログラムを重ね合わせ，まずは One-jaw surgery のシミュレーションとして，予定された下顎のセットバックを行う．この際重要なのは，術後の下口唇の形態の再現性を得るために，lip incompetence を取ってリラックスさせた顔貌写真を使用することである．次いで，Two-jaw surgery のシミュレーションとして，上下顎複合体を時計回転させる．回転の中心

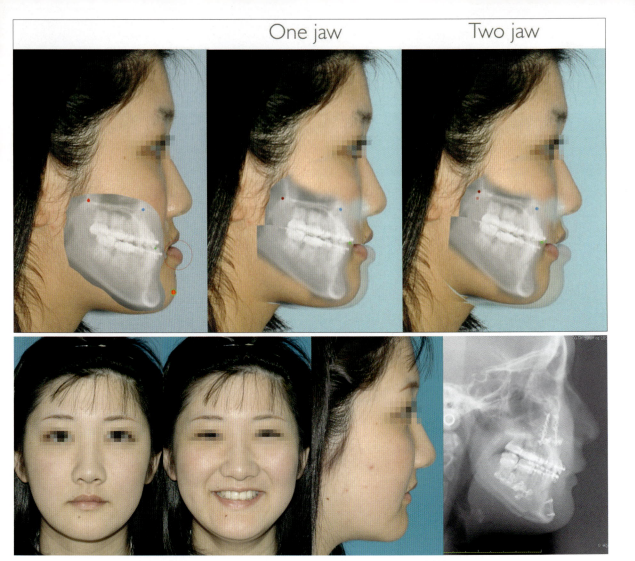

図 5-c, d. 手術シミュレーション（症例5：17歳，女性）

c：Photoshop®によるシミュレーション
側貌写真とセファログラムをスーパーインポーズさせ，One-jaw surgery と Two-jaw surgery の顔貌変化のシミュレーションを行う．この際，側貌は必ず口唇の緊張をとった写真を撮り，それを使用する（赤点線囲み）．患者と話し合い，Two-jaw surgery を選択することとした．

d：実際の術後顔貌およびセファログラム
上顎は上顎骨骨切り前縁を中心に上顎を時計回転，下顎のセットバックは7mmとし，オトガイ形成術を行った．

は，口元の前突感の改善をメインとする場合にはU1切縁が後退するように上顎梨状口縁骨切り部を中心として回転をかける．一方，paranasal area の陥凹が強い場合にはU1切縁を中心として前鼻棘がやや前方にでるように回転をかける．こうしてOne-jaw surgery と Two-jaw surgery の顔貌を作製し，これに手術のリスク，負担を加味して患者に説明し，最後は患者の希望に従って最終的な術式を選択している．

考　察

下顎前突症に対してTwo-jaw surgery を行うかどうかは，強い開口や重度の下顎前突症例などを除き，その主目的は審美的改善にあると言え

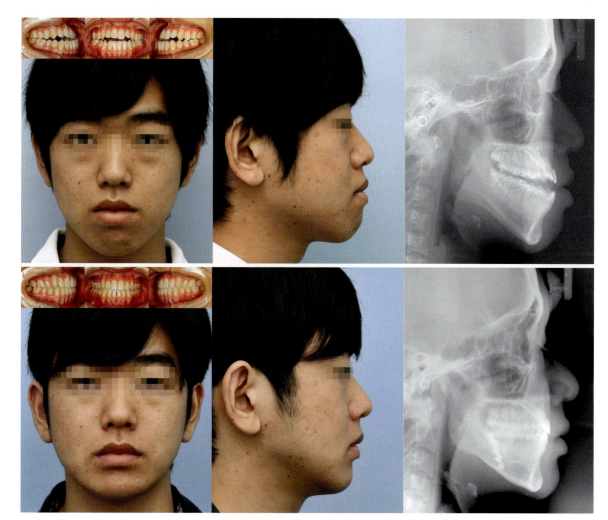

図 6. 開口症例

閉唇時のオトガイ筋緊張による不調和が強く，U1 の唇側傾斜も強い．Surgery first による One-jaw surgery（9 mm セットバック）とし，術中上顎両側小臼歯を抜歯，その後アンカースクリューを用いた矯正を行った．Class II 仕上げとして術後 14 か月で治療終了となった．

a：術前　b：術後

る．慣れた術者にとっては，Two-jaw surgery は One-jaw surgery に比べてプラス 1～2 時間程度の追加手技であり，それにより自由度が増して審美的にも良好な術後結果が得やすいため，術者主導で Two-jaw surgery を勧めがちである．しかしながら，One-jaw surgery か Two-jaw surgery かでは，患者の受ける手術侵襲や術後の肉体的精神的負担などの差がかなり大きいことも考慮するべきである．つまり，どちらの術式を選択するかは，その目的が審美性であればあるほど，「患者の意志」が最優先されるべきであり[3]，それゆえ手術による侵襲などのコストと得られるベネフィットを明確に患者に伝えなければならない．その点，我々の治療プランニングの方法は，CDS や顔貌のシミュレーションなど，視覚的にわかりやすいため，術前説明に利用することで患者主導の適応選択を行う有用なツールとしても利用できる．

最近は，矯正のアンカースクリューなどの導入や Surgery first などの新しい治療概念によって，審美性という点でも One-jaw surgery の適応は広がっていると言えるかもしれない[4]（図 6）．

最後に，実際の手術ではプランニングに基づい

て骨切りと顎移動を行うが，机上のプランニングでは軟部組織の変化の再現性に限界がある．そのため最終的には術中の微調整が欠かせない．そのため Two-jaw surgery においても，顎位の決定には自由度の高いシングルスプリント法を用いている．以上のように，セファログラムなどの数値に必要以上にとらわれることなく，軟部組織を考慮した術前診断，プランニング，そして術中の微調整を行い，より審美的な結果の向上を目指すのが重要である．

参考文献

1) Abdelrahman, T. E., et al.：Impact of different surgery modalities to correct class Ⅲ jaw deformities on the pharyngeal airway space. J Craniofac Surg. **22**：1598-1601, 2011.
2) Epker, B. N., Fish, L. C.：Essentials of treatment planning. Epker, B. N., Fish, L. C., ed. Dentofascial Deformity. Integrated Orthodontic and Surgical Correction 1. 47-97, C. V. Mosby Co., St Louis, 1986.
3) 平野明善：下顎前突症における上下顎骨骨切り術の適応について．日形会誌．**12**：386-398, 1992.
4) Huang, C. S., et al.：Systematic review of the surgery-first approach in orthognathic surgery. Biomed J. **37**(4)：184-190, 2014.

Non-Surgical 美容医療 超実践講座

好評書籍

編著
宮田 成章
（みやた形成外科・皮ふクリニック　院長）

Non-Surgical 美容医療の基本の"キ"から、美容外科・美容皮膚科の領域で第一線を走る豪華執筆陣が行っている施術のコツまでを図総数281点、総頁数400頁にギッシリとつめこんだ、"超"実践講座!!

2017年7月刊　B5判　オールカラー
定価（本体価格 14,000 円＋税）

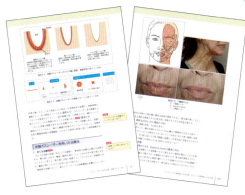

contents

- **I 準備編**
  - Non-Surgical 美容医療を始めるにあたって
- **II 総論**
  - 各種治療法総論
  - 疾患ごとの考え方
- **III 各論**
  - **A レーザーによる治療**
    - 炭酸ガスレーザー
    - Er：YAG レーザー
    - Q スイッチアレキサンドライトレーザー・ルビーレーザー
    - Q スイッチ Nd：YAG レーザー
    - 光治療
    - ロングパルスアレキサンドライトレーザー/ロングパルス Nd：YAG レーザー
    - 付記：カーボンピーリング
    - ロングパルス Nd：YAG レーザー
    - ダイオードレーザー
    - フラクショナルレーザーの基本原理とノンアブレイティブフラクショナルレーザー
    - フラクショナル Er：YAG レーザー
    - フラクショナル炭酸ガスレーザー
    - ピコ秒レーザー
  - **B 高周波による治療**
    - 単極型高周波と高密度焦点式超音波治療
    - Radiative 式高周波
  - **C ボツリヌス菌毒素による治療**
    - ボツリヌス菌毒素による治療
    - ボツリヌス菌毒素の注射手技：Microbotox
  - **D 注入剤による治療**
    - ヒアルロン酸・レディエッセの注入手技①
    - ヒアルロン酸の注入手技②
    - PRP（多血小板血漿）療法
  - **E 糸による治療**
    - スレッドリフト
  - **F スキンケアによる治療**
    - 薬剤の経皮導入：水光注射
    - 薬剤の経皮導入：エレクトロポレーション
    - ケミカルピーリング、トレチノインおよびハイドロキノン
    - マイクロダーマブレーション：ダイヤモンドピーリング
  - **G 手術による治療**
    - 顔面の解剖と手術の概念
- **IV 経営**
  - 経営についての一般論・国内美容医療の状況

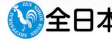 **全日本病院出版会**　〒113-0033 東京都文京区本郷 3-16-4　Tel：03-5689-5989
www.zenniti.com　Fax：03-5689-8030

◆特集/Maxillofacial Surgery

小下顎症
―実際の手術と問題点―

三川　信之*

Key Words：小下顎症(micrognathia)，下顎骨延長(mandibular distraction)，閉塞性睡眠時無呼吸(obstructive sleep apnea)，気管切開(tracheotomy)，下顎骨切り術(mandibular osteotomy)，術式の工夫(modified operative technique)

Abstract　小下顎症は下顎骨の発達不全により，上顎骨に対して下顎骨が後退した変形を示す．先天性に高度の小下顎症をきたす疾患や遺伝的因子が関与するような先天的要因，あるいは幼小児期の下顎骨骨折や顎関節の炎症などの後天的な要因によって起こる．Angle class Ⅱの不正咬合を呈し，手術治療によっても正常咬合の獲得は決して容易ではない．重症例では閉塞性睡眠時無呼吸(Obstructive Sleep Apnea；OSA)のような呼吸障害により，生下時すぐに気管切開を要する場合もある．骨延長術は呼吸障害や嚥下障害を合併した高度の小下顎症に非常に有用であり，近年頻用される術式である．骨延長術の最大の利点は，幼少期から施行できることや骨のみならず軟部組織も延長できることである．今回，症状に応じた小下顎症の治療戦略，特に骨延長術を用いた実際の手術とテクニック，さらには合併症や問題点など，小下顎症の治療について詳述する．

はじめに

小下顎症は下顎が小さく，十分な突出に欠けるものであり，下顎の劣成長が原因である．先天的あるいは後天的な要因によって起こるが，元来日本人は下顎が小さい傾向にあるため，下顎前突症に比して，小下顎症は異常として捉えられない場合がある．一方，Robin シークエンスや Treacher Collins 症候群などの先天性疾患では小下顎，舌根沈下による上気道閉塞を示し，おとがいの後退のために特有の顔貌(鳥様顔貌)を呈する．以前より筆者らは，重度の小下顎症に対し，気管切開を回避または離脱させる手段として乳児期より積極的に下顎の骨延長術を施行し，良好な成績を収めて きた[1〜4]．本稿では，呼吸障害を合併する高度の小下顎症例に対する骨延長術を中心に，軽症例も含めた小下顎症の治療の全般について解説し，さらには問題点に関しても言及する．

小下顎症の病態と原因

病態は下顎の後退を主体とした変形である．一般に下顎の後退を認める症例では，下顎自体も小さく，おとがい部も小さい．重度の小下顎症の原因は，先天的なものとしては，Robin シークエンスや Treacher Collins 症候群, facial microsomia, Nager 症候群, Stickler 症候群などが挙げられる．後天的な原因としては，幼小児期の下顎骨関節突起骨折や顎関節の炎症による顎関節強直症などがある(図 1)．

---

* Nobuyuki MITSUKAWA，〒260-8670　千葉市中央区亥鼻 1-8-1　千葉大学大学院医学研究院形成外科学，教授

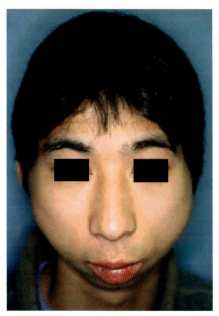

図 1. 分娩時の両側顎関節脱臼の後遺症としての小下顎症

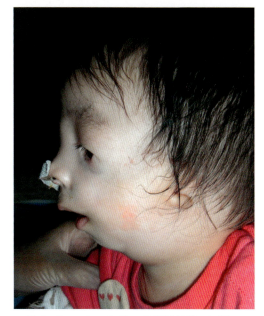

図 2. Treacher Collins症候群（1歳，女児）の顔貌
高度の小下顎症による鳥様顔貌が認められる．

小下顎症の診断

特有の顔貌（鳥様顔貌）（図2），セファログラムで顔面角の減少，SNA（sella-nasion-subspinal）の減少，Angle class Ⅱの不正咬合，下顎前歯の唇側転位，over jet，over bite などから診断は容易である．

小下顎症の症状

新生児の顔貌は"顎が小さい"と見なされがちであり，また前述のごとく，日本人は概して下顎が小さいため，小下顎症は異常として捉えられない傾向にある．しかし軽度の場合でも，小歯列弓や歯列不正のために咬合不全が認められる．

小下顎が著明な症例では舌根沈下による中咽頭の狭窄のため，上気道閉塞を認める．また，下顎の低形成によるおとがいの後退により特有の顔貌をもたらす．重症例では出生直後より吸気性呼吸障害を呈し，喘鳴やチアノーゼを認めるため，気道確保が必要である．閉塞性呼吸障害は，啼泣時には起こりにくく，睡眠時や安静時，仰臥位で起こりやすい．

小下顎症の治療

1．気道閉塞を呈する先天性小下顎症の治療

呼吸困難をきたすほどの小顎を呈する患児の場合，何らかの症候群か重篤な合併疾患を持つことがほとんどである．新生児期から乳児期早期，すなわち生後4～5か月の急性期には気道閉塞に対する適切な対応が不可欠である．舌根沈下の予防と気道の確保が治療の基本であり，軽症例には保存的治療で対応するが，重症例には外科的治療が求められる．

A．保存的治療

患児の頸部を伸展させながら腹臥位を保つことで，重力により舌根が前方に移動し，舌根沈下を防ぐことができる[5]．また，鼻咽腔エアウェイの挿入は呼吸管理も容易に実行できる上に患児への侵襲が少ない有効な手段である．哺乳は立位で行うが，経管栄養もしばしば用いられる．

B．外科的治療

1）従来の外科的治療法

保存的治療に抵抗する場合，外科的治療の適応となる．舌を下口唇や下顎に縫合する舌前方固定

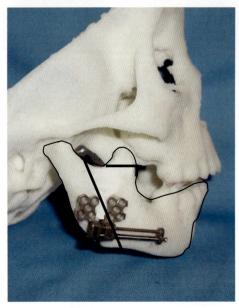

図 3. 骨切りライン
両側の下顎枝垂直骨切り術を行い，内固定型骨延長器を用いて下顎を前方に，かつ咬合平面に平行に延長させる．必要に応じて延長がスムースに行えるよう両側の下顎筋突起も骨切りする．

（文献 1 より引用）

術は簡便な方法として頻用されてきた．しかし，正常な嚥下や言語機能の獲得の障害となる上，創離開などの合併症も多いため，その変法もいくつか報告されている．気管切開は最も一般的な方法であるが，いったん気管切開を行うと長期間抜去困難になることが多く，言語や社会性の獲得など発達面において患児に多大な悪影響を及ぼす．その他，下顎の前方牽引や K-wire を用いて舌体部を両下顎角部に固定する方法，口腔底筋剝離術などの手段もあるが，評価は定まっていない．

2）筆者の行っている下顎骨延長術

近年筆者らは，小顎症を有する閉塞性呼吸障害の乳幼児に対し，気管切開を回避または離脱させる手段として，乳児期より積極的に施行し良好な成績を収めてきた[1〜4]．本法の原理は一般的に中咽頭腔を拡大させることにある．すなわち，舌根部の嵌頓により閉塞をきたす中咽頭の軟部組織を牽引することで無呼吸を改善させるものである．呼吸状態の改善によって経口栄養の摂取量も増大し，嚥下障害も消失したとの報告も散見される．

以下，筆者が行っている下顎骨延長術の実際を示す．

① 手術適応および時期

手術適応は，生下時より小下顎症のために閉塞性睡眠時無呼吸（OSA）を含む著明な呼吸障害を呈する症例，気管切開などの外科的治療の対象となる症例，polysomnography（PSG）の apnea hypopnea index（AHI）が 20 回/時以上の症例である．手術年齢は，全身状態が許せば，生後 1 か月以降で施行可能である．

② 手術方法

術式としては，Robin シークエンスのように下顎の形状が小さいだけで下顎枝，関節窩が存在する症例では，両側の下顎枝垂直骨切り術を行い，内固定型骨延長器を装着する．下顎を前方にかつ咬合平面に平行に延長させるが，必要に応じて，延長が障害なくスムースに行えるよう両側の下顎筋突起も同時に骨切りする（図 3）[1]．Treacher Collins 症候群のような下顎枝，顎関節と関節頭に形成不全のある症例では，下顎孔と神経血管束の

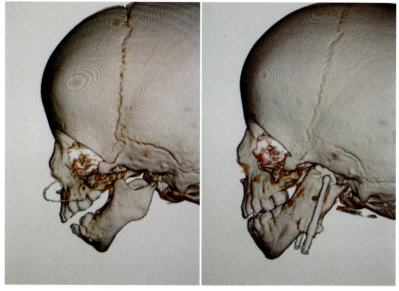

a．術前　　　　　　　　　b．術後

図 4．Treacher Collins 症候群（1歳，女児）に対する下顎骨延長の術前後 3DCT 像
　　　下顎枝が延長し，形態の改善が認められる．

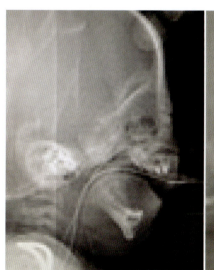 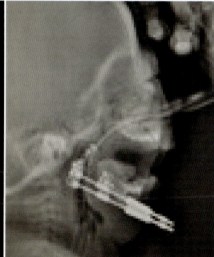 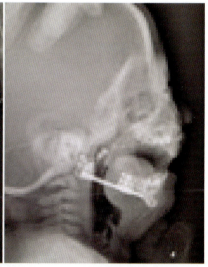

a．術前　　　　　　　　b．延長中　　　　　　　　c．保定期間

図 5．Robin シークエンス（2か月，男児）に対する下顎骨延長術の X 線像
　　　下顎の延長に伴い，上気道と下顎の著明な拡大が認められる．

位置を確認し，これらを損傷せぬように骨切り，内固定型骨延長器を用いて斜下方に延長する（図 4）．下顎枝成分の垂直方向への延長は，回転の要素が加わり，体部の前進に有効である．なお，いずれのタイプの症例に対しても，骨切りの際は永久歯の歯胚を傷つけぬよう注意する．術後は挿管したまま ICU 管理とし，術後 3 日目頃より 1 mm/1 日のペースで骨延長を開始する．ある程度気道が拡がった時点で抜管し，あとは呼吸状態と下顎の形態を見ながら延長を進める（図 5）．顎関節と関節頭に形成不全のある症例では，骨延長の際，反作用が顎関節にかかるため注意が必要である．内固定型骨延長器は延長終了後，約 4〜6 か月で抜去する．

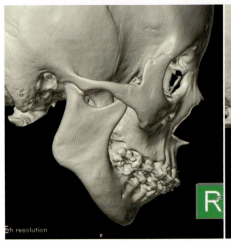 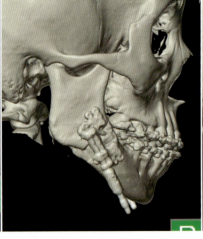 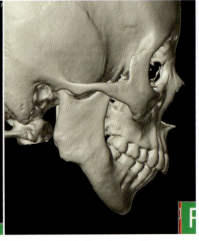

　　　　a．術前　　　　　　　　　　　b．延長中　　　　　　　　c．術後1年3か月

図 6．小下顎症（14 歳，女性）に対する Backward Distraction の 3DCT 像
骨切り後，中心咬合位で顎間固定し，その後に近位骨片を後上方に延長する Backward Distraction を施行した．
顎関節への負担により，術後は下顎枝の短縮と関節頭の吸収が認められる．

（文献 7 より引用）

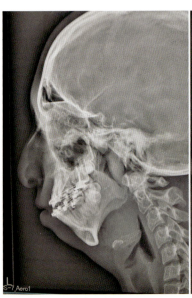 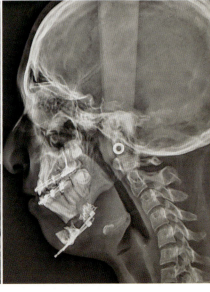

a｜b

図 7．
咬合の獲得された Treacher Collins 症候群（17 歳，女性）に対するおとがい延長の術前後 3DCT 像
気道が拡大した上に，顔面形態の改善が認められる．
　a：術前
　b：保定期間

2．後天性および気道閉塞の比較的軽度な先天性小下顎症の治療

　外傷や炎症による後天性小下顎症や先天性疾患による小下顎症でも気道閉塞が軽度な症例では，時間的な余裕を持って治療を行うことが可能である．この場合，患児の咬合や呼吸状態，言語機能や経口摂取，そして整容面に小下顎症がどの程度影響しているかを十分考慮し，手術適応と時期を決定する[6]．従来は成長後に垂直骨切り，階段状骨切りなどの下顎骨体延長術，下顎枝矢状分割術，骨移植などが行われてきた．骨延長術は成長を待たずに施行でき，これらの症例にもちろん良い適応がある．ただし，学童期以降では咬合が確立されているため，術式の選択は慎重でなければならない．筆者は患者の日常生活上の煩わしさや簡便性，整容性などから原則的に内固定型骨延長器を用いているが，内固定型は一方向性のため，多方向への延長や角度を付けた延長が必要な場合は外固定型延長器を用いるのも一法であろう．いずれの術式も矯正歯科医との協力体制が不可欠で

ある.

注意点と問題点

Robin シークエンスのように小さいながらも下顎枝，関節窩が存在する症例と Treacher Collins 症候群や Nager 症候群のような下顎枝，顎関節と関節頭に形成不全のある症例では骨延長の方向性や延長量に大きな差異がある．後者では骨切り可能な範囲は狭く，さらに骨延長時に遠位骨片は後方に移動するため，延長量分，下顎体部が前進せずロスも極めて大きい．また軟部組織の問題から後戻りも著明であり，経験上過矯正が不可欠で，さらに複数回の骨延長術を要する．下顎骨延長に際しては，より有効な延長を実現するため，方向性や延長量について，各症例のデータに基づいた術前の綿密な計画が必要であると考える．可能なら 3D 立体モデルを作成し，術前シミュレーションすることが望ましい．

一方，咬合が既に獲得された成人の小下顎症の治療は容易ではなく，骨体延長によっても咬合の改善・安定を得ることは容易ではない(図6)[7]．唇側傾斜を示す上顎前歯を歯科矯正によって歯間空隙を絞って正常位に近づけ，下顎のおとがい形成術を行うにとどめ，以前の咬合を保持するのも一法と思われる(図7)[8]．

まとめ

臨床症状に応じた小下顎症の治療，特に骨延長術を用いた実際の手術とテクニック，さらには問題点など，小下顎症の治療について解説した．

参考文献

1) Mitsukawa, N., et al.：Clinical success of mandibular distraction for obstructive sleep apnea resulting from micrognathia in 10 consecutive Japanese young children. J Craniofac Surg. 18：948-953, 2007.
2) 三川信之ほか：【頭蓋顔面の骨延長　私の工夫】下顎の骨延長　小顎症への骨延長．PEPARS. 36：72-77, 2009.
3) 三川信之ほか：【骨欠損への対応─骨・人工骨移植，骨延長・再生─】4. 骨延長術の適応とコツ b)上・下顎領域．PEPARS. 15：69-75, 2007.
4) 三川信之ほか：睡眠時無呼吸を伴った乳幼児小下顎症に対する下顎延長術：問題点と解決策．形成外科．52：1063-1072, 2009.
5) 堀切　将，朴　修三：小顎症・下顎形成不全(特集　周産期の皮膚疾患・形成外科疾患カラーアトラス)．周産期医学．41：831-835, 2011.
6) 米原啓之ほか：【小児頭頸部疾患治療の最新の知見】小顎症 micrognathia の治療　外科治療の実際(気管孔閉鎖のために)．小児外科．34：1278-1282, 2002.
7) Mitsukawa, N., et al.：Backward distraction osteogenesis in a patient with severe mandibular micrognathia. J Craniofac Surg. 24：1653-1656, 2013.
8) 深谷昌彦：図説口腔外科手術学＜下巻＞．顎発育異常の手術─下顎後退症(小下顎症)の手術─．大谷隆俊ほか編．714-716, 医歯薬出版，1989.

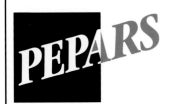

◆特集/Maxillofacial Surgery

顎非対称手術（含む第一第二鰓弓症候群）
―審美性を考えた治療方針と問題点―

奥本　隆行*

Key Words：顎変形症(jaw deformities)，顎非対称(jaw asymmetry)，第一第二鰓弓症候群(first and second branchial arch syndrome)，顎矯正手術(orthognathic surgery)，3Dシミュレーション(3D simulation)

Abstract　非対称性顎変形症の手術ではその治療計画が極めて重要となる．単に不正咬合の改善だけでは顔貌の対称性は得られず，また顔面輪郭だけ整えても咬合の不正が残存するようでは意味がない．したがって機能と審美の両立を目指した計画が必要となる．またその変形は3次元的であり，手術計画には3D画像シミュレーションが必須となってくる．また先天性の顎顔面非対称を呈する第一第二鰓弓症候群ではその治療に関していまだ議論のあるところで統一した治療指針がないのが現状である．筆者は本症に対し成長期に変形の程度に応じた手術と歯科矯正治療を行い，さらにその後の成長誘導を図るようにしている．本稿では非対称性顎顔面変形に対して筆者が行っているこれらの治療計画に関して症例を提示しつつ概説する．

はじめに

非対称性顎変形症の治療計画は容易ではない．単に不正咬合を修復するだけでは顔貌の対称性は得られず，その変形は3次元的であることも多い．一方顔面の輪郭だけ整えても咬合の不正が残存するようでは意味がない．咬合と顔貌，すなわち機能と審美の両立が不可欠である[1)2)]．

また先天性の非対称性顎顔面変形を呈する第一第二鰓弓症候群に対する治療に関してはいまだ論議のあるところで，統一した見解はまとまっていない[3)〜7)]．成人例であれば基本的には後天性非対称例と同様に計画することになるが，成長期に治療を行う場合には侵襲の軽減や成長に伴う変化に対する配慮が必要である．また後天性のものと異なり，最終的には軟組織に対するaugmentationも考慮しなければならない．

本稿では筆者が行っている治療の実際を詳説する．

非対称性顎変形症の問題点

非対称性顎変形症では上下顎の咬合関係が側方交叉咬合を呈していたり，咬合平面左右傾斜やYaw軸の捻じれを伴うことも多く，その変形は下顎のみに留まらず，上顎の偏位も伴っていることが多い．また単なる偏位だけでなく，顎骨の大きさ自体も左右で大きく異なることも珍しくないため，単に上下顎の咬合を合わせて咬合平面左右傾斜の水平化を図れば対称性が得られるとは限らない[2)]（図1）．またこうした非対称症例では頭蓋形態も歪んでいることが少なくなく，眼窩や外耳道の位置も左右対称ではないことが多く（図2），その治療計画は容易ではない．したがって正貌，側貌セファログラムでは非対称性を客観的に評価することはできない．また2次元ゆえ3次元的な変形に対応することは難しく，ペーパーサージャリーでは治療計画を立てることは困難である．一方咬合器上でのモデルサージャリーは上下顎の咬合関係を再現するうえでは有用だが，そもそも外耳道の位置が基準とならない症例では頭蓋に対する上下顎の位置決めをこれで行うことは不可能である．

---

* Takayuki OKUMOTO，〒470-1192　豊明市沓掛町田楽ヶ窪1番地98　藤田医科大学形成外科，教授

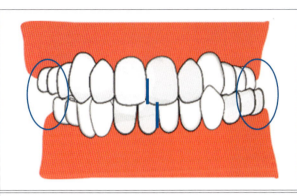
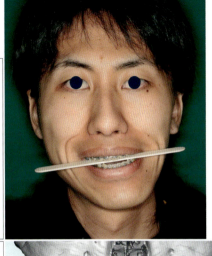
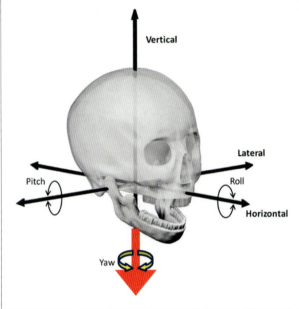
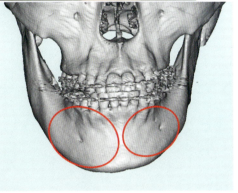

図 1.
非対称性顎変形症の問題点
　a：側方交叉咬合
　b：咬合平面左右傾斜
　c：Yaw 軸の捻じれ
　d：顎骨の大きさ自体の左右差

a	b
c	d

図 2.
非対称性顎変形症の問題点
眼窩や外耳道の位置も左右非対称であることが多い．
自然頭位における非対称性顔貌を視覚的に把握することは重要

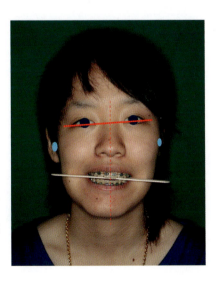

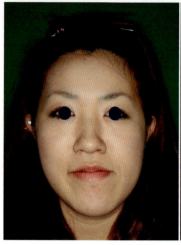
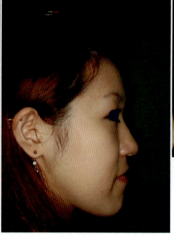
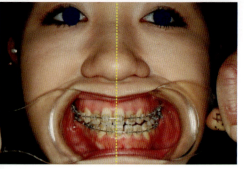

図 3. 症例 1：24 歳，女性
a：正貌　　b：側貌　　c：咬合
上顎前歯正中は右にシフトし，下顎前歯正中は左にシフトしている．

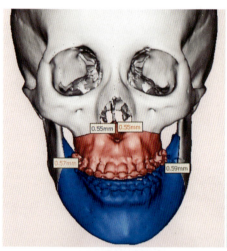
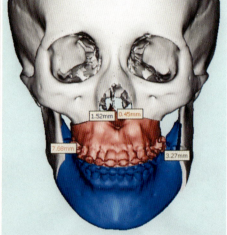

図 4.
症例 1
3D シミュレーション
　a：移動前
　b：移動後

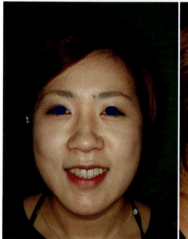
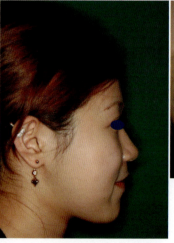
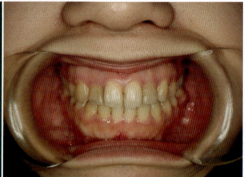

図 5. 症例 1：術後 1 年
a：正貌　　b：側貌　　c：咬合

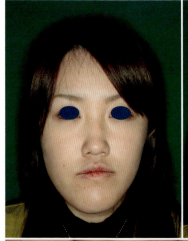
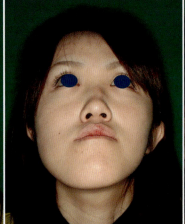
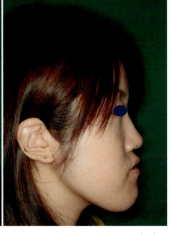
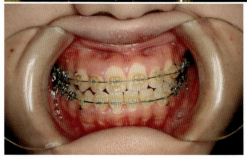

図 6.
症例 2：22 歳，女性
a：正貌
b：Submental view
c：側貌
d：咬合
輪郭の非対称が目立つ．

第一第二鰓弓症候群の問題点

1992 年 McCarthy らが本症への骨延長術を報告し[8]，以後治療は飛躍的に進歩するかのように思われた．しかし術後早期の後戻りや成長に伴う劣成長などにより中長期的には必ずしもよい結果は得られず，成長期における治療に関しては否定的な意見も少なくない．成長期に行うことで将来的な治療を困難とするのであれば控えるべきである．逆に劣成長ながらも成長を利用した術後管理が可能で将来的な治療をむしろ容易にするのであれば成長期に治療を行うメリットは大きい．筆者は後者の立場から咬合管理に重点を置き，治療開始時期，変形の程度に応じた治療方法，成長終了までの術後管理に留意して治療を行っている[9)10]．

非対称性顎変形症に対する手術計画

治療計画にあたってはまず，自然頭位における患者の非対称性顔貌を視覚的に把握することが重要である．この際，自然頭位における左右眼位の上下的ずれや咬合平面左右傾斜の程度を確認し，さらには上顎前歯正中が鼻梁や上唇結節からどの程度ずれているのか，さらには Yaw 軸の捻じれに伴う頬部や下顎体部の左右の突出程度を確認する．これらを踏まえて，3 次元 CT 画像を用いた 3D シミュレーションを行う．ここでは自然頭位において咬合平面左右傾斜が水平になる（左右眼位と平行ではない）ようにまず上顎の位置決めを行う．また Yaw 軸の捻じれに関しても無理のない範囲で修正を行うとともに，上顎前歯正中が顔面の正中に一致するように上顎の位置を決定する．次いで決定した上顎に咬頭嵌合するように下顎の位置決めを行うが，この時点で顔面輪郭を確認し，再度上下顎全体の位置に関して検討を行う．この際，下顎体部の大きさが左右で明らかに異なる場合には輪郭形成を追加する必要が出てくる．これらの移動計画は歯科矯正医と合議し，移動計画を反映するバイトスプリントを作成する．我々はあくまでも術前に綿密な計画を立てたうえで，ダブルスプリント法での上下顎の位置再現を行うようにしているが，術中に上下顎の位置が思わしくないと判断すれば，術中判断で修正を加えるようにしている（図 3～9）．

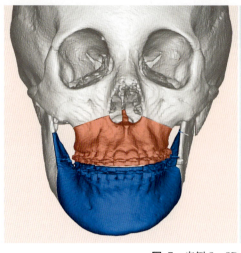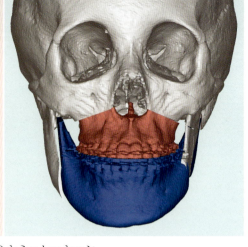

図 7. 症例 2：3D シミュレーション
a：移動前　　b：移動後
Yaw 軸の捻じれと咬合平面左右傾斜を修正し，上下顎咬合関係を確立．下顎体部の輪郭非対称が残存することが予想される．

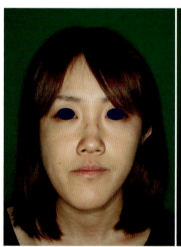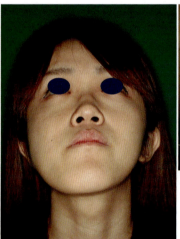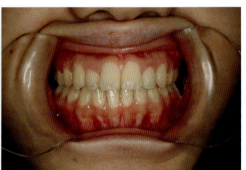

図 8. 症例 2：上下顎骨切り術後 1 年
a：正貌　　b：submental view　　c：咬合
下顎体部の輪郭非対称が残存している．

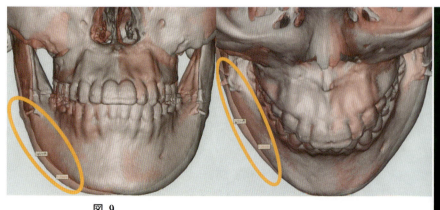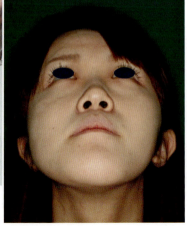

図 9.
症例 2：輪郭形成術のプランニング
a：術後 3D イメージを左右反転して重ね合わせ，削骨すべき部分とその量をシミュレーションしている．
b：輪郭形成術後 10 か月

図 10．Pruzansky grade Ⅰ症例に
　　　対する手術
　　a：患側下顎枝垂直骨切り術
　　b：術後矯正管理による上顎下
　　　方牽引の模式図

一期的延長術によって得られた患側上下臼歯間隙をバイトブロックで維持し，健側臼歯部で交叉咬合をきたさないように注意しつつ，患側上顎臼歯を下方牽引する．短期間で咬合を確立することにより，術後早期の後戻りを防ぐ．

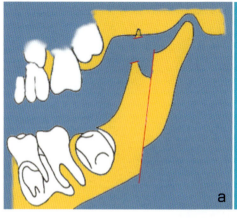
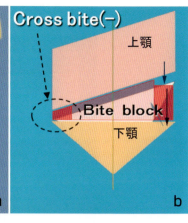

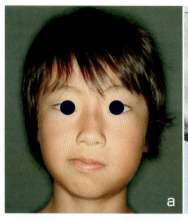
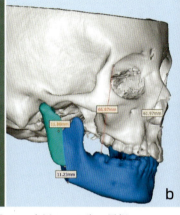
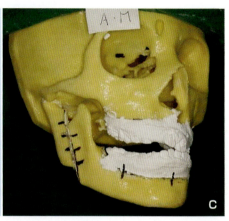

図 11．症例3：10歳，男児．Pruzansky grade Ⅰ
　a：術前正貌，b：3Dシミュレーション，c：3Dモデルサージャリー．これを用いてバイトブロックを作成する．

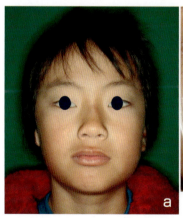
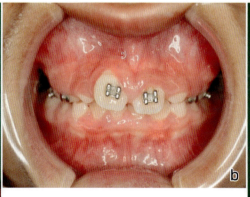
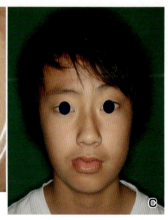

図 12．症例3：Pruzansky grade Ⅰ
　a：術後5か月正貌，b：術後5か月咬合．上顎下方牽引が完了したところ，c：術後5年，15歳，正貌

第一第二鰓弓症候群に対する手術計画

　治療開始時期は咬合管理が比較的安定して行える混合歯列期 Hellman ⅢA，おおよそ10歳前後の時期を選択している．また治療方法としては Pruzansky 分類の grade Ⅰから Ⅲ に分け，grade Ⅰに対しては患側下顎枝垂直骨切り術による一期的延長術と術後矯正管理による上顎下方牽引による咬合の確立を行い（図10～12），grade Ⅱ に対しては患側上下顎同時延長術を行っている（図13，

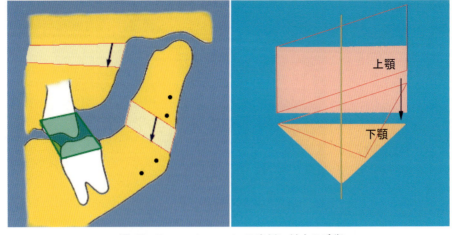

図 13. Pruzansky grade Ⅱ症例に対する手術
 a：上下顎同時骨延長術
  顎間固定下に患側下顎に装着したデバイスにより上下顎を同時に延長する．
 b：上下顎同時骨延長の模式図
  咬合の崩壊を生じさせないため，術後早期の後戻りは極めて少ない．

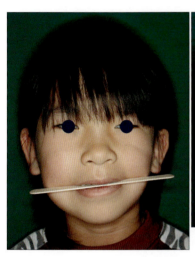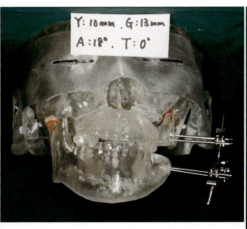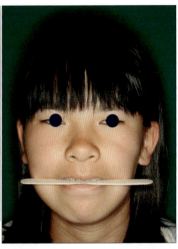

図 14. 症例4：10歳，女児．Pruzansky grade Ⅱ
 a：術前正貌
 b：3Dモデルサージャリー
 c：術後6年．16歳，正貌
  骨格の対称性は比較的良好だが，今後軟組織のaugmentationが必要

14)．下顎枝が欠損している grade Ⅲ に対してはまず costochondral graft による下顎枝形成術と術後矯正管理による上顎下方牽引を行い，変形の程度を grade Ⅰ もしくは Ⅱ に改善させたうえで二期的に上下顎骨切り術もしくは同時延長術を考慮する（図15〜17）．いずれの治療においても術後早期に安定した咬合を確立し，咬合崩壊をきたさないことがポイントであり，これにより術後早期の後戻り変形は制御できると考えている．成長終了までの術後管理としてはパッシブな経過観察ではなく，いったん完成した咬合平面左右水平性を常に維持できるように適宜矯正的に患側上顎下方牽引を継続しつつアクティブな管理観察を継続する．こうした治療，管理は患者本人や家族の協力が不可欠であり，実際に容易でないことも少なくない．これまでの筆者の経験では grade Ⅰ 症例では手術は成長期に行う1回のみでその後は咬合管理だけでほぼ完成し，grade Ⅱ 症例では約半数において

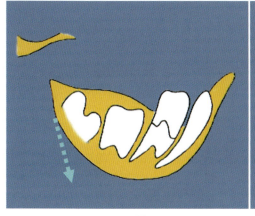
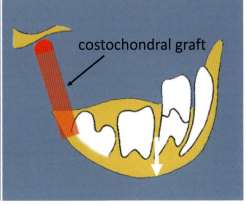

図 15．Pruzansky grade Ⅲ症例に対する手術
　a：患側下顎骨体部を可及的に下方へ授動
　b：患側下顎枝欠損部に costochondral graft を施行
術後に grade Ⅰと同様に歯科矯正管理により上顎骨の下方牽引を行う．

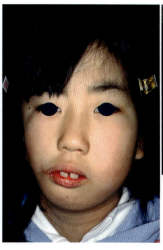

図 16．
症例 5：9 歳，女児．Pruzansky grade Ⅲ
　a：術前正貌
　b：3D モデルサージャリー．バイトブロックも作成
（奥本隆行ほか：Hemifacial microsomia の集学的治療─顎変形の程度に応じた治療方法の選択と咬合管理の重要性─．形成外科．46：1259-1267，2003．より引用）

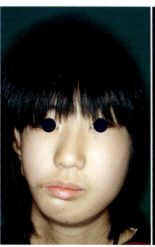
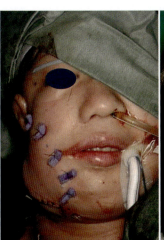
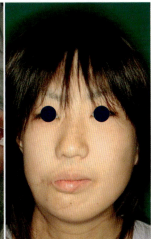

図 17．症例 5：女児．Pruzansky grade Ⅲ
　a：初回手術後 7 年．16 歳，正貌
　b：16 歳時，上下顎骨同時延長術施行．延長終了時
　c：19 歳，遊離鼠径皮弁による augmentation 施行
　d：22 歳，軟部修正後 3 年 6 か月．顔面の大きさにおいて左右差は大きい．

成長終了後にオトガイ形成術もしくは上下顎骨切り術の追加や軟部組織の augmentation が必要になる．一方 grade Ⅲ 症例では二期的に顎矯正手術と軟部組織の augmentation を行うことになる．これら二期的な骨形成術は初回手術とその後の咬合管理により，未治療例に比べて容易な印象である．また軟部組織の augmentation はこれまで遊離皮弁などによる侵襲の大きな術式が主体であったが，今後は健康保険の導入に期待し脂肪注入術による治療にとって代わっていくものと思われる．

今後の展望

非対称性顎顔面変形に対する手術計画において今日 3D シミュレーションは必須なものとなってきているが，シミュレーション結果を術中に正確に反映させるナビゲーションシステムの開発が今後の課題である．Qin らが報告したように，正確なシミュレーションとナビゲーションの融合が図れれば，顎骨形成術と輪郭形成術を同時に行ってよりよい結果が得られることが期待できる．さらには軟組織のシミュレーション（どの部位にどのぐらいの量の augmentation が必要なのか）も可能となれば，これまで術者の勘に頼っていた部分に客観性が出てくるものと思われる．

参考文献

1) Qin, Z., et al.：One-stage treatment for maxillo-facial asymmetry with orthognathic and contouring surgery using virtual surgical planning and 3D-printed surgical templates. J Plast Reconstr Aesth Surg. **72**：97-106, 2019.
Summary　3D シミュレーションのもと，3D プリンターで作成したテンプレートを用いて顎骨形成術と輪郭形成を同時に一期的に行うという報告．
2) Li, Y., et al.：Combined use of facial osteoplasty and orthognathic surgery for treatment of dentofacial deformities. J Oral Maxillofac Surg. **74**：2505. e1-2505. e12, 2016.
Summary　顎非対称例では顎骨形成術だけでは顎の形態やボリュームを十分に変化させること

はできず，通常輪郭形成術を加えることが必要になるという報告．
3) Polley, J., et al.：Longitudinal analysis of mandibular asymmetry in hemifacial microsomia. Plast Reconstr Surg. **99**：328-339, 1997.
Summary　第一第二鰓弓症候群の変形は進行性でないとし，成長期における早期治療は避けるべきとする意見．
4) Meazzini, C. M., et al.：Comparison of mandibular vertical growth in hemifacial microsomia patients treated with early distraction or not treated：follow up till the completion growth. J Cranomaxillofac Surg. **40**：105-111, 2012.
Summary　第一第二鰓弓症候群の変形は進行性でないとし，成長が止まるまで手術は待機すべきとする意見．
5) Kaban, L. B., et al.：Surgical correction of hemifacial microsomia in the growing child. Plast Reconstr Surg. **82**：9-19, 1988.
Summary　第一第二鰓弓症候群の変形は成長に伴い増強するという立場のもと，成長に伴う悪化を避けるために早期の外科的治療を推奨するとする意見．
6) Kearns, G., et al.：Progression of facial asymmetry in hemifacial microsomia. Plast Reconstr Surg. **105**：492-498, 2000.
Summary　第一第二鰓弓症候群の変形は成長に伴い増強するという立場のもと，成長のポテンシャルを引き出し二次的変形を避けるために成長期に外科治療するべきとする意見．
7) Bertin, H., et al.：Surgical correction of mandibular hypoplasia in hemifacial microsomia：A retrospective study in 39 patients. J Craniomaxillofac Surg. **45**：1031-1038, 2017.
Summary　第一第二鰓弓症候群の若年者に対する肋骨肋軟骨移植や骨切り術は安全かつ長期的によい結果であったとする報告．
8) McCarthy, J., et al.：Lengthening the human mandible by gradual distraction. Plast Reconstr Surg. **89**：1-8, 1992.
9) 奥本隆行ほか：Hemifacial microsomia の集学的治療―顎変形の程度に応じた治療方法の選択と咬合管理の重要性―．形成外科．**46**：1259-1267, 2003.
10) 奥本隆行：Hemifacial microsomia　1)病因，分類および治療方針．頭蓋顎顔面外科　最近の進歩第2版．平林慎一編．148-158, 克誠堂出版, 2008.

◆特集/Maxillofacial Surgery
下顎枝矢状分割骨切り術の実際

山下　昌信*

Key Words：顎顔面外科(maxillofacial surgery)，顎変形症(jaw deformity)，顎矯正手術(orthognathic surgery)，下顎枝矢状分割骨切り術(bilateral sagittal split osteotomy；BSSO)

Abstract　下顎枝矢状分割骨切り術は，顎矯正手術(orthognathic surgery)を行う上で欠くことのできない，最も基本的で汎用性の高い術式である．下顎枝矢状分割骨切り術には，多くの術式やその変法が存在する．そのうち，内側水平骨切りを下顎小舌までとするいわゆる short split 法は，オステオトームによる下顎下縁および下顎枝後縁の皮質骨骨切りは行わず，愛護的な分割によって骨切りが完了する．また，骨膜の剝離を手術操作の及ぶ小範囲にとどめることで，術後腫脹軽減や血腫形成の予防を図り，またこのことは下顎頭の安定性や遠位骨片の後戻りの可能を減じることにも貢献している．本術式をステップバイステップで解説する．

はじめに

下顎枝矢状分割骨切り術(BSSO；bilateral sagittal split osteotomy，もしくは SSRO；sagittal split ramus osteotomy)には，原法の Obwegeser 法をはじめとして多くの術式が存在する[1)2)]．ここでは，現在筆者が行っているいわゆる short split 法[3)4)]（図 1）に基づいた骨切りを，ステップバイステップで解説する．

術野の準備

右利きの術者は患者の右側，助手は術者の正面，患者の左側に立つ．十分な止血効果を得るために，手洗い前に粘膜切開部にエピネフリン含有リドカイン液を注入しておく．手術側の対側臼歯部にマウスプロップを装填し開咬位とすると下顎

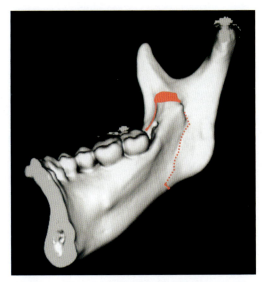

図 1．下顎枝内側の骨切り線
レシプロケーティングソーによる皮質骨切り線（実線）と顎舌骨神経溝に沿った骨折線（点線）

* Masanobu YAMASHITA，〒920-0293　石川県河北郡内灘町大学1-1　金沢医科大学形成外科，准教授

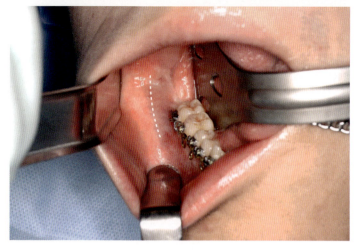

図 2.
チークリトラクター(左)と舌鉤(右)，トーアップリトラクター(下)による術野の展開と切開線(点線)

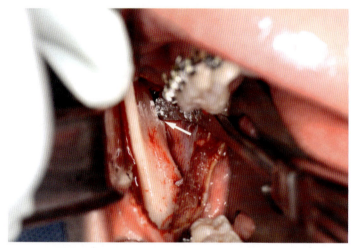

図 3.
下顎枝内側での下顎小舌(矢印)までに限局した骨膜剥離範囲

枝周囲の術野が展開しやすい．舌鉤で舌を対側に圧排しておく(図 2)．口唇に軟膏を塗布し口角の擦過傷を予防する．十分な光量の光源と拡大鏡を使用する．

手術手技

1．切開と剥離

ニードルチップ付き単極電気メスで下顎枝に沿って 4 cm の粘膜切開を行う．閉創時の縫い代を残すため，臼歯から 1 cm 外側を切る．頬筋切開後そのまま骨膜を切開する．Obwegeser 骨膜剥離子を用いて矢状骨切り線上の骨膜剥離を行う．次いで第二大臼歯の位置で外側垂直骨切り線上の骨膜剥離を下顎下縁まで行う．頭側の剥離は，下顎切痕の高さまで行う．この部位には側頭筋が強固に付着しているため，剥離の際は電気メスを併用するとよい．チェーン付きコッヘル鉗子で筋突起を把持し，チェーンを頭側に牽引固定することで頭側の術野が得られる．この頭側への牽引が強すぎると横方向の術野展開が制限されるため，適度な牽引量に調整する．溝付きの筋鉤で牽引してもよいが，そのためだけに助手の手が取られる．次いで，下顎枝内側の下顎小舌までに限局した骨膜剥離を行う．下顎小舌より後方は剥離しない．咬筋停止部を含む，下顎枝外側から下顎角部にかけての骨膜は一切剥離しない[4](図 3)．

2．骨切り

下顎小舌を直視下に置く．チャンネルリトラクターは使用せず，強弯の骨膜剥離子を使用して尖端を下顎小舌頭側の骨上に置く．内側水平骨切り

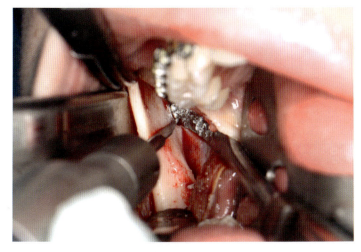

図 4.
下顎小舌直上でのレシプロケーティングソーによる骨切り

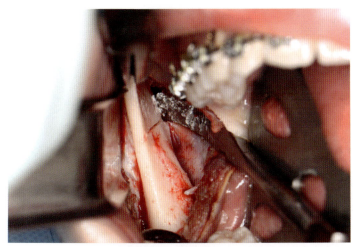

図 5.
内側水平骨切り後の状態

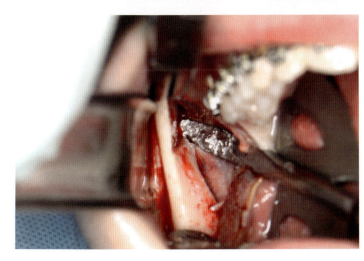

図 6.
水平骨切り頭側の楔状骨切除

は,下顎小舌の直上で咬合平面に平行とする.神経損傷を避けたいあまりに骨切り線を極端に頭側に置くことは分割時の想定外骨折,いわゆる bad split のリスクを高めるため推奨しない.骨切りはレシプロケーティングソーを用いて行う(図 4, 5).内側の水平骨切りに次いで,ソーブレイドを 90°回転させ,水平骨切りの頭側部を頭側から尾側に骨切りし,楔状骨切除を行う(図 6).上顎短

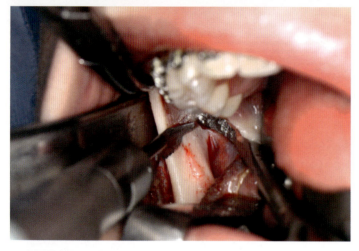

図 7.
下顎小舌頭側で尾側に向う深さ 2 mm 程度の骨切り

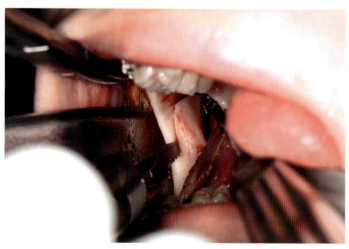

図 8.
矢状骨切りは頭側から尾側に向かい，皮質骨のみを骨切りする．

縮やロール回転の付加などにより遠位骨片が頭側移動する例では，この骨削除により近位骨片との干渉を避けることができる．さらに，尾側に向かい深さ 2 mm 程度の骨切りを行う(図 7)．

次いで矢状骨切りに移る．矢状骨切りは皮質骨のみを切るように行う(図 8)．慣れるとソーの尖端がわずかに皮質骨を抜ける感覚がわかる．ソーの深さと角度に十分留意しながら第二大臼歯の位置まで骨切りを進める．

次いで外側の垂直骨切りを行う．この時点で舌鈎とマウスプロップを外すと術野が浅くなり以降の操作が容易となる．外側垂直骨切りの骨膜剝離部にチャンネルリトラクターを挿入する．レシプロケーティングソーを用いて，下顎下縁の皮質骨を外側から内側まで十分に回り込むようにして骨切りを行う(図 9)．この骨切りは bad split を避けるために確実に行う必要がある[4]．ソー尖端はブラインドとなるため皮膚上からソー尖端を触れ，その位置を確認する．この骨切りを頭側に進め，矢状骨切り線と連続させる．

3．分　割

5 mm 幅の Tessier オステオトームをマレットで数 mm の深さまで打ち込み，矢状骨切り部がわずかに開くことを確認する(図 10)．右手にオステオトームを持ち，これを軽く捻ると矢状骨切り部は更に開大する．開大が得られない場合は，前記の皮質骨骨切りのどこかが不完全であるため，再度確認の上，完遂する．左手にセパレーターを持ちこれを開大した骨切り部に挿入する．セパレーターを徐々に開くと同時にオステオトームを更に

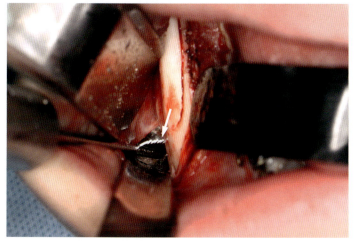

図 9.
下顎下縁の骨切りはレシプロケーティングソーを十分にねかせて(矢印)内側まで回り込むようにして行う.

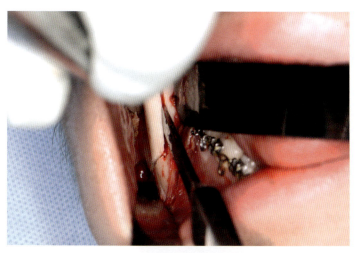

図 10.
オステオトームを数 mm 打ち込む.

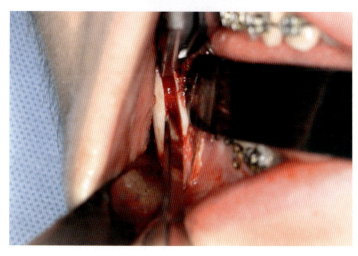

図 11.
オステオトームとセパレーターを使用した分割法

捻って行くことで,骨折音とともに下顎枝は顎舌骨神経溝に沿って分割される(図11).無理な分割はしない.

分割後は必ず分割面を確認する.分割面に下歯槽神経が露出することもあれば遠位骨片内にとどまり露出しない場合もある.

4.内側翼突筋の剝離

後方の骨折線が顎舌骨神経溝に沿って分割され

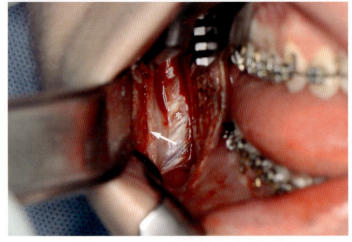

図 12.
近位骨片の顎舌骨神経溝に沿った骨折線（矢印）と近位骨片に停止する内側翼突筋（*）

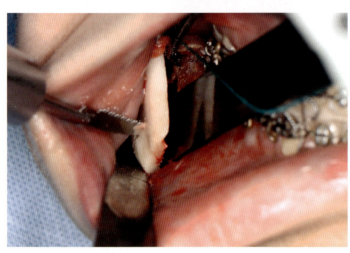

図 13.
近位骨片前端の余剰皮質骨を切除

た場合，内側翼突筋の下顎停止部は近位骨片の内側に付着した状態となる(図12)．骨折がやや後方で生じた場合，内側翼突筋停止部の一部が遠位骨片側に残る場合があるため，その場合はストリッパーを使用して近位骨片後方の骨折線に沿って筋停止部を骨から外す．下顎の前進術の場合はこの操作だけでよい．下顎後方移動術では，骨片の後方移動量によっては，遠位骨片後端と近位骨片に付着した内側翼突筋が干渉することがあるため，近位骨片から内側翼突筋を剥離する．この操作は，分割面から直視下に行うことができる．

5．骨固定

オクルーザルスプリントを介した想定咬合位で顎間固定を行う．近位骨片の下顎角部を皮膚上から軽く頭側に押し，下顎頭を関節窩の前上方，いわゆる中心位に位置させる(図13)．Short split 法では，骨膜および内側翼突筋の付着部を近位骨片側に温存することで骨切り後も近位骨片の位置が安定し，また前後の振れ角も骨切り前後でほとんど変化しない．下顎後方移動術では外側の皮質骨が重なり合うため，近位骨片前端の皮質骨を重なり合う幅で切除する(図14)．また，後方移動量やヨー回転などによって分割面での骨片同士の干渉が生じる場合は，レシプロケーティングソーやバーなどを用いて干渉箇所の削骨を行う．

再度近位骨片を徒手的に位置決めした上でプレート固定を行う．皮質骨のカーブに合わせてプレートをベンディングする．ロッキングプレート以外のプレートではこのベンディングが正確でないとスクリューをねじ込んだ時に近位骨片が捻転するため，特に念入りに調整を行う．ドリルでスクリューホールを作成後にスクリューで固定する

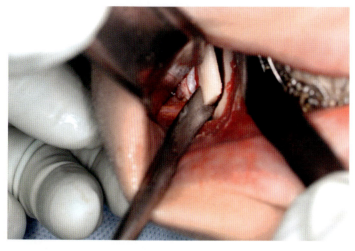

図 14.
手指で皮膚上から下顎角部を頭側に軽く押し下顎頭の中心位を再現する.

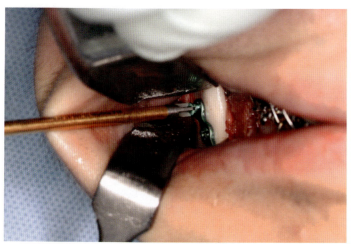

図 15.
口腔内からのロッキングプレートを使用した骨固定

(図 15). 一般的なプレート固定法においては, 一連のプレーティング操作はすべて口腔内から行う. 複数のリトラクターで口唇を牽引するとかえってスクリュードライバー等の操作角度が取りづらくなるため, 術野展開に関してはトーアップリトラクター等で必要な 1 方向のみに牽引するとよい. 固定の順番は, 近位骨片遠位, 遠位骨片近位の順でまず仮固定を行う. 中心位を保持しつつ, 蝶番運動で最終的な近位骨片の振れ位置を決定後, 遠位骨片遠位のスクリュー固定を行い, 最後に近位骨片近位のスクリュー固定を行う.

顎間固定を解除し, 徒手的に蝶番関節運動を行う. 全身麻酔下仰臥位での蝶番運動では下顎頭は前上方ではなく後上方に位置する. そのため, 咬合位とする際には, 下顎の前歯部歯牙がごく軽度スプリントに干渉しながらわずかな前方移動で収まる. 全くスプリントに干渉せずに蝶番運動で咬合位が得られる場合は, 近位骨片位置決めの際に下顎頭を後方に押しつけすぎている可能性がある. 十分に精度の高い固定を行うよう心がける.

6. 閉創

10 Fr の吸引ドレーンを留置し, 粘膜切開部の前方で下顎アーチワイヤーに縫合糸で固定する. 術野がドライであればドレーンはなくてもよい. 3-0 バイクリル® で単結節縫合により閉創する.

本法におけるいくつかのコツ

1. 使用器材

なるべくシンプルな器材で手術に臨む. 大きすぎる器機の使用は軟部組織の牽引量を増大させ, 術後腫脹の増加や神経麻痺の可能性に繋がる. また, 骨切りはバーよりはソーの方が安全であると

考えている．すべての骨切りをレシプロケーティングソーのみで完結できればハンドピースの受け渡し回数も少なくて済む．

2．想定外骨折

想定外骨折，いわゆる bad split を避けるために，外側垂直骨切りでは必ず下顎下縁の皮質骨に回り込む位置まで十分に骨切りを行う．

3．下歯槽神経麻痺

分割後の下歯槽神経の取り扱いについては意見が分かれる．筆者は，神経周囲への手術操作を減らすことで術後神経麻痺リスクを軽減できると考えているため，神経の一部が近位骨片側に残った場合も基本的にはそのままとしている．内側翼突筋の剥離，削骨，骨移動に際し問題となる場合はダイヤモンドバーやケリソン鉗子などで神経周囲を削骨し神経を開放する．

4．近位骨片の位置決め法

近位骨片の位置決めに際しては，以前は術前の近位骨片位置を記憶させるためのポジショニングプレートを使用していた．しかし手技が煩雑で時間がかかり，また以下の理由から現在は使用していない．まず，スタビライザースプリントを使用しない例では骨切り前の咬合位においては下顎頭は中心位であるとは限らない．下顎枝の振れに関しても，術前矯正による一時的な歯牙の早期接触による開咬がある例なども多く，結局術中骨切り前の近位骨片位置を時間をかけて再現すること自体あまり意味がない．そのため，現在では徒手的に下顎角部を軽く頭側に押すことで骨切り後に中心位を再現する方法を用いている．

まとめ

Short split 法による下顎枝矢状分割骨切り術で

は，オステオトームによる後方の皮質骨骨切りは行わず，愛護的な分割によって骨切りを完了する．骨膜の剥離を手術操作の及ぶ小範囲にとどめることで，術後腫脹軽減や血腫形成の予防，近位骨片位置の安定に努める．顎骨の移動形式によって内側翼突筋剥離の要否を選択することにより遠位骨片の後戻りの可能性を減じる．近位骨片の位置決めは，ポジショニングプレートは使用せず術中の徒手的再現法により行っている．

参考文献

1) Trauner, R., Obwegeser, H.：The surgical correction of mandibular prognathism and retrognathia and consideration of genioplasty：surgical procedures to correct mandibular prognathism and reshaping the chin. Oral Surg Oral Med Oral Pathol. 10：677-689, 1957.
   Summary　下顎枝矢状分割骨切り術の原著：Obwegeser 法．

2) Dal Pont, G.：Retromolar osteotomy for the correction of prognathism. J Oral Surg Anesth Hosp Dent Serv. 19：42-47, 1961.
   Summary　Obwegeser 変法．

3) Hunsuck, E. E.：A modified intraoral sagittal splitting technique for correction of mandibular prognathism. J Oral Surg. 26：250-253, 1968.
   Summary　Short split 法の最初の報告．

4) Epker, B. N.：Modification in the sagittal osteotomy of the mandible. J Oral Surg. 35：157-159, 1977.
   Summary　Short split 法での下顎下縁骨切りの重要性や内側翼突筋の操作，骨膜剥離を小範囲にとどめることなどが記載されている．

PEPARS 好評特集号

形成外科領域雑誌 ペパーズ
各号定価（本体価格 3,000 円+税）

爪・たこ・うおのめの診療

編集／下北沢病院院長　菊池　守

No.146　2019年2月号

日常診療に多い爪・たこ・うおのめの診断と治療を総復習！

- 爪・胼胝・鶏眼治療を行う前のアセスメント
- 爪白癬の治療指針
- 爪診療における腫瘍性病変の診断と治療
- 爪甲変形の診断と治療指針
- 陥入爪に対する私の外科的療法
- 爪の変形に対する非侵襲治療と保険適用でない治療
- 足底の疣贅の診断と治療
- 鶏眼・胼胝とその他の皮膚病変の鑑別
- 胼胝・鶏眼に対する様々な器材とフットケア手技
- 足の特徴と胼胝のできる場所，その対策

スレッドリフト　私はこうしている

編集／神田美容外科形成外科医院院長　征矢野　進一

No.148　2019年4月号

最先端を走るエキスパートのコツと pitfall がぎっしり詰まった豪華版！

I．吸収性材料のスレッド
- PLA，PCL を原料とするコグ付きスレッド―Happy Lift™―
- PLA を原料とするコーン型コグ付きスレッド―Silhouette Soft®―
- 鋭針やカニューレの中に PDO を原料とするスレッドを入れたコグ付き製品
  ―Lead fine lift®，JBP V-lift Premium®，JBP V-lift Genesis®，Blue Rose®―
- 鈍針カニューレよりアンカーを挿入するコグ付きの製品―YOUNGS LIFT®―
- Tesslift Soft® に G-コグ® を組み合わせたスレッドリフト―G-Lift―
- コグなしスレッドのリフトテクニック

II．非吸収性材料のスレッド
- コグ付き非吸収性材料のスレッド単品の製品―アプトス―
- コーンが引っかかるタイプの非吸収性素材のスレッド―Silhouette Lift®―
- ポリプロピレン糸(ナイロン糸)を皮下に通し，malar fat を抱え上げる手法―ケーブルリフト―
- SPRING THREAD® を用いたスレッドリフト

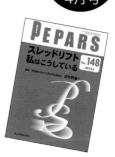

皮膚悪性腫瘍はこう手術する
―Oncoplastic Surgery の実際―

編集／神戸大学特命講師　野村　正　　神戸大学教授　寺師　浩人

No.152　2019年8月号

皮膚悪性腫瘍を「確実に切除」し，さらに「良い再建を行う」
第一線の皮膚腫瘍外科医が伝授する治療のコツ満載！

- 基底細胞癌切除後の眼瞼欠損に対するアプローチ
- 眼瞼の悪性黒色腫
- 眼瞼の扁平上皮癌
- 外鼻の有棘細胞癌
- 外鼻の基底細胞癌
- 耳介の有棘細胞癌
- 上口唇の基底細胞癌の切除と再建
- 下口唇の有棘細胞癌
- 外陰部パジェット病
- 肛囲乳房外パジェット病
- 足趾の悪性黒色腫

（株）全日本病院出版会

〒113-0033　東京都文京区本郷3丁目16番4号
TEL：03-5689-5989　　FAX：03-5689-8030
全日本病院出版会　検索

◆特集/Maxillofacial Surgery

3Dコンピューターシミュレーションによる LeFort I 型骨切り手術計画法とシングルスプリント法の実際

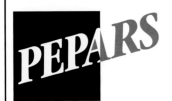

渡辺 頼勝*

Key Words：ルフォー I 型骨切り術(LeFort I osteotomy)，3次元コンピューターシミュレーション手術計画(3D computer assisted simulation surgery)，シングルスプリント法(single-splint technique)，術中評価(intraoperative evaluation)，ピエゾ超音波骨削器(piezoelectric device)

Abstract 最近の顎顔面外科を希望されるクライアントの希望は，単なる正常咬合にとどまらず顔面骨格の基本となる上下顎骨の位置の最適化に伴う顔貌全体の整容の獲得・向上にまで高まっている．このような背景から，私の治療方針は，まず顔面輪郭を上下顎の位置と咬合との関連から考え，適応となる症例に対しては，外科矯正を熟知した歯科矯正医との密接な連携をしつつ，顔貌の整容および咬合機能・形態の早期獲得を優先したサージャリーファーストアプローチ(手術先行)による「LeFort I 型骨切り術＋下顎骨矢状分割骨切り術」による治療を選択している．手術手技に求められるのは，術中に骨移動に伴う顔面皮膚軟部組織の形態を確認しながらファイナルスプリントのみで上下顎骨体の位置決定を行う，シングルスプリント法である．この方法は，外科医に顔のデザインの自由度をもたらす一方で，3Dコンピューターシミュレーション手術計画が必須となる．

はじめに

最近の顎外科矯正治療を希望されるクライアントの傾向は，単なる咬合機能・形態改善にとどまらず顔面骨格の基本となる上下顎骨の位置の最適化に伴う顔貌全体の整容の獲得・向上にまで高まっている．従来，咬合に問題のある骨格性下顎前突症を代表とする上下顎の位置異常に対しては，手術前に1～2年の術前矯正治療を行った後に，顎外科矯正手術を行う矯正先行アプローチ(Orthodontic-First)がとられている．しかし，この術前矯正治療期間中に咬合は悪化し，顔貌形態も悪化する傾向があり時間的にも整容的にも多くの犠牲がクライアントにかかることが問題とされている．

このような背景から，私の治療方針は，まず顔面輪郭を上下顎の位置と咬合との関連から考え，適応となる症例に対しては，外科矯正を熟知した矯正医と密接な連携をしつつ，顔貌の整容および咬合機能・形態の早期獲得を優先した手術先行アプローチ(Surgery-First/Surgery-Early)による上下顎骨切り移動術による治療を選択している[1]．本法の適応の多くは，受け口，顔面非対称などの顎変形症，ガミースマイル，口もとの突出，小顔になりたいなどの顔面輪郭形成などを希望するクライアントである．

手術手技の特徴としては，外科医に顔のデザインの自由度をもたらすため，「LeFort I 型骨切り術＋下顎骨矢状分割骨切り術」の後に，術中に骨移動に伴うクライアント固有の顔面皮膚軟部組織の形態を確認しながらファイナルスプリントのみで上下顎骨体の位置決定を行う，シングルスプリント法を用いている[2]．したがって，従来の矯正先行アプローチとは異なる術前計画が外科医に要求されるため，コンピューター支援による3D手術計画(Computer-aided surgical simulation；以下，3D-CASS)が必須となる[3]．

---

* Yorikatsu WATANABE, 〒164-8541 東京都中野区中野4丁目22-1 東京警察病院形成外科・美容外科，医長

本稿では，手技の実際について症例を通して解説する．

症例：19歳，女性．左片側唇顎口蓋裂術後変形，骨格性下顎前突症，顔面非対称

成長終了後の骨格性下顎前突症と顔面非対称および著しい交差咬合を伴う反対咬合に対し，上下顎骨切り術による治療をまず行い，その後唇裂鼻変形に対する治療を施行した(図1).

本症例は，先天性疾患のため，まず術前歯科矯正治療を開始し，最低限の術前矯正が済み外科治療の前準備が整った時点から，以下のような治療を開始した．

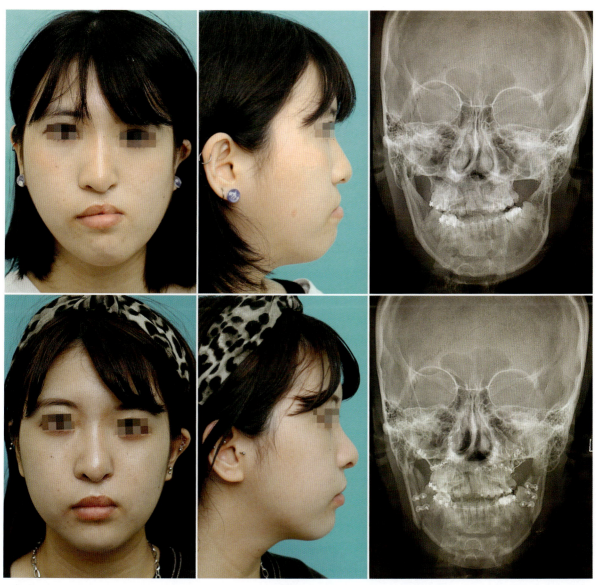

図 1.
a〜c：術前　　d, e：上下顎術後1年，鼻形成術後3か月　　f：上下顎術後3か月

＜3D-CASS による手術計画＞

1. データの読み込み

術前 1 か月の時点で撮影された顔面 CT-DICOM データを顎顔面専用コンピューターシミュレーションソフト(Simplant，ProPlan CMF；Materialis 社，Dolphin 3D Surgery；Dolphin Imaging & Management Solutions 社など)に読み込ませる.

2. LeFort I 型骨切りラインの設定

まず，LeFort I 型骨切りラインと，Ⓐ 右梨状孔縁，Ⓑ 左梨状孔縁，Ⓒ 右頬骨下稜，Ⓓ 左頬骨下稜との交点の 4 か所を上顎骨の移動位置の基準点とする.

続いて，Ⓐ―右上顎 3 番歯茎基部，Ⓑ―左上顎 3 番歯茎基部，Ⓒ―右上顎 6 番歯茎基部，Ⓓ―左上顎 6 番歯茎基部の距離を計測し，LeFort I 型骨切りラインを設定し，シミュレーション骨切りを行う. この際，歯根との距離を 5 mm は離すように留意する.

併せて下顎骨矢状分割骨切りも行う(図2-a).

3. 上下顎体の作製

矯正歯科医の作製したファイナルスプリントで得られる上下顎の咬合位置になるように，下顎骨遠位骨片を移動させ，以後こうしてできた上下顎体(Maxillo-Mandibular Complex；以下，MMC)を一体として扱う.

4. MMC の移動計画

MMC の移動の決定は，次の順で行う.

① 咬合平面の水平化

正面からみて眼窩下縁から頬骨下稜レベルに位置する下顎第 1 大臼歯までの距離を測定する. この距離が左右おおよそ等しくなるように MMC を Roll 回転する. すなわち咬合平面の水平化を図る.

② MMC の正中化

上顎下顎前歯の正中が，顔面軸の正中に位置するように MMC の左右移動を行う.

③ MMC の上下・前後の移動

上顎前歯の安静時，笑い時の見え方を参考に MMC の上下，前後の移動を行う.

上顎前歯の見え方として，術前安静時の見え方を参考に，安静時で女性 2～4 mm，男性 0～2 mm 程度を目安とする.

上下顎の前後的位置関係は ANB が 2～3° 程度を目安に上顎前歯先端または梨状孔縁を回転中心とした時計回り回転あるいは反時計回り回転の Pitch 回転で調整する.

④ MMC の軸位回転

MMC を尾側から見上げた状態で，MMC の歯列が左右対称になるように，上顎前歯中央をピボットに Yaw 回転をかける. この時，下顎骨矢状分割骨切りの遠位骨片と近位骨片との干渉が術中に改善できる見込みがあるかを十分に考慮する.

⑤ LeFort I 骨片の移動量の計測

①～④ に従って LeFort I 型骨片を移動させ，さらに全体的にバランスが取れているかを評価する(図2-b，c). バランスが良ければ LeFort I 型骨片(紫)側のⒶ～Ⓓ の基準点と上顎骨上部(緑)との重なり部分や間隙部分の距離を測定する. これらの測定値が，LeFort I 骨片の実際の移動に用いられる(図2-d).

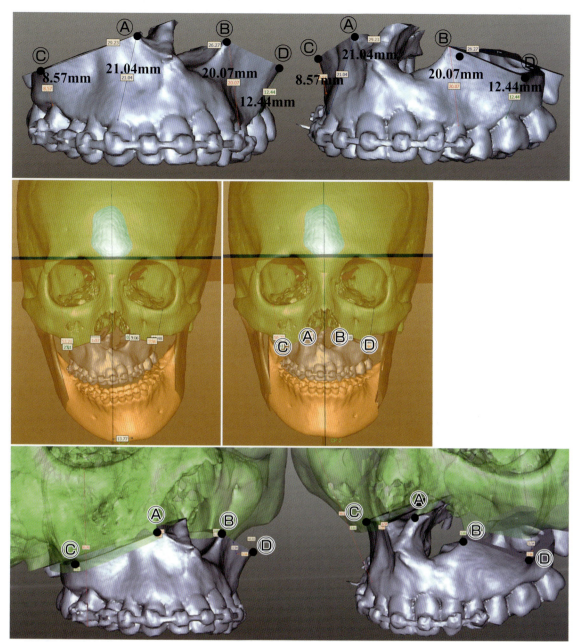

図 2.
a：3D コンピューターシミュレーションプランによる LeFort I 型骨切りラインの計測．Ⓐ-右上顎 3 番歯茎基部，Ⓑ-左上顎 3 番歯茎基部，Ⓒ-右上顎 6 番歯茎基部，Ⓓ-左上顎 6 番歯茎基部の距離を計測し，LeFort I 型骨切りラインを設定する．
b：術前
c：3D-CASS プラン
d：LeFort I 型骨片(紫)側のⒶ～Ⓓの基準点と上顎骨上部(緑)との重なり部分や間隙部分の距離を測定する．

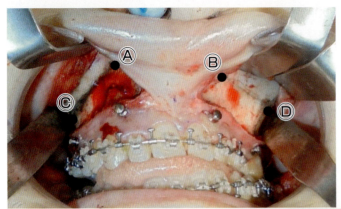
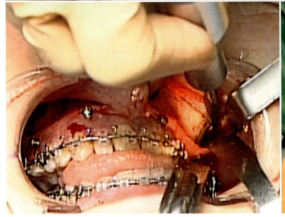
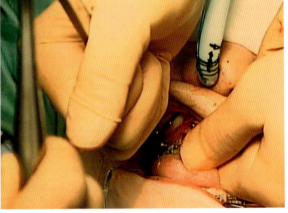

図 3-a〜c.
a：3D-CASS のデザイン通り，術野で骨切りライン設定し，さらに骨の重なり部分（短縮する部分）をデザインする．
b：LeFort I 型骨切りラインに沿ったレシプロケーティングソーによる骨切り
c：テシエノミによる蝶形骨翼状突起と上顎骨の結合部（PMJ）の離断

＜実際の手術手技＞

1．3D コンピューターシミュレーションのデザイン通り，術野で骨切りラインを設定し，さらに骨の重なり部分（短縮する部分）をデザインする．この症例は，口唇口蓋裂症例であり，上顎前歯部への血流温存のため前歯部前庭粘膜は温存している（図 3-a）．

2．LeFort I 型骨切りラインに沿ったレシプロケーティングソーによる骨切り．骨が薄く割れやすい側壁部分や細かなデザイン通りの骨切りが必要な部分は，ピエゾ超音波骨削器を使用する（図 3-b）．

3．テシエノミによる蝶形骨翼状突起と上顎骨の結合部（PMJ）の離断．ノミを入れる方向は，頭側に向けると頭蓋底に骨折が入る恐れがあるため，水平からやや尾側方向とする．ノミを持つ反対の手の示指先で，ノミの刃先が上顎骨と翼状鈎の間に進んできていることを確認する（図 3-c）．

4．鼻腔側粘膜を脳ベラを入れて保護しつつ，目盛り付きノミで，おおよその深度を確認しながら上顎洞後壁の骨切りを行う．特に，ノミの刃先が，翼状突起および下行口蓋動脈周囲の固い骨に達すると，ノミをたたく音が鈍い音（コンコンからゴンゴン）に変化するのも参考にする．特に，下行口蓋動脈周囲の固い骨は，1 か所で深くならないようにその周囲全体にノミの刃先の方向を変えつつ骨切りする（図 3-d）．

5．ここまでで，適切に骨切りされていると，指で上顎骨は下方へ骨折・授動することが可能となる．授動が難しい場合は，多くは，下行

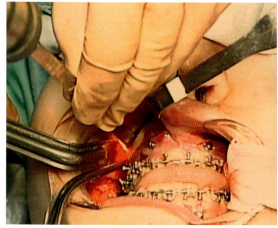
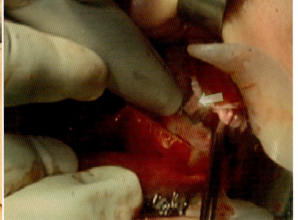
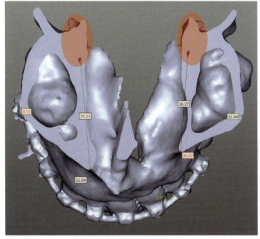

図 3-d～f.
d：上顎洞後壁の骨切り
e：下行口蓋動脈を含む神経血管束(矢印)周囲のピエゾ超音波骨削器を使用した骨切除
f：LeFort I 型骨片の上方移動，後方移動，時計回り回転移動では，下行口蓋動脈周囲(赤色領域)は適切な骨削除が必須となる．

口蓋動脈周囲の骨切りが不十分なことが原因のため，慎重に追加の骨切りを行う．口唇口蓋裂や外傷症例では口蓋瘢痕や骨折周囲の瘢痕が授動制限の原因となり得るため，ロー鉗子を使用してゆっくり授動する．

6．LeFort I 型骨片を尾側に授動しつつ，必要な後方の処理に移る(図 3-e)．

下行口蓋動脈が含まれる神経血管束(矢印)を確認したらその周囲および後方の翼状突起内側板，外側板の骨干渉部分の骨切除を行う．この周辺は出血も多く，視野も悪いが，ここの骨干渉部分の処理が一番重要な部分(赤色領域)である(図 3-f)．この部分は，刃先が神経血管束にあたっても問題とならないピエゾ超音波骨削器を用いて安全，確実に施行する．ピエゾ超音波骨削器の特徴は，(1)刃先の種類が豊富であり，精密な骨切りが可能，(2)神経血管損傷リスクが少ない，(3)骨削面からの出血抑制効果がある，(4)骨切り周囲への熱損傷が少ない，などが挙げられる．LeFort I 型骨片の上方移動，後方移動，時計回り回転移動では，下行口蓋動脈周囲(赤色領域)は適切な骨削除が必須となる．下行口蓋動脈の温存は，口唇口蓋裂症例では温存が必須となるが，通常の場合であっても長期的な上顎骨の安定性に配慮して，温存するのが望ましい．

7．上下顎の骨授動の後に，ファイナルスプリントを咬ませてスチールワイヤで顎間固定を行

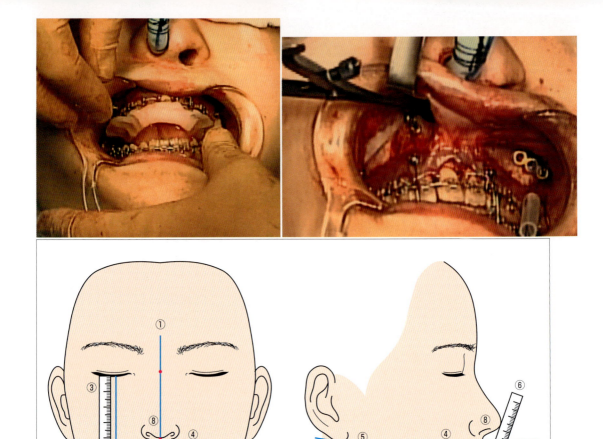

図 3-g〜i.
g：ファイナルスプリントを咬ませて MMC を作製
h：Ⓐ〜Ⓓの基準点をシミュレーションの予定位置に移動させる．まずは，移動させやすい点から順次，キャリパーを用いて移動距離を計測しつつ，ベンディングが容易なマイクロプレートで4か所の仮固定を行う．
i：シングルスプリント法による上下顎体の位置決定に必要な術中評価項目

い MMC を作製する(図 3-g)．
8．Ⓐ〜Ⓓの基準点をシミュレーションの予定位置に移動させる．まずは，移動させやすい点から順次，キャリパーを用いて移動距離を計測しつつ，ベンディングが容易なマイクロプレートで4か所の仮固定を行う(図 3-h)．
9．仮固定が済んだら，骨のシミュレーションが患者の皮膚・軟部組織に適合しているか評価する．

シングルスプリント法による MMC の位置決定に必要な術中評価項目は以下の通りである[2](図 3-i)．
① 顔面正中化の確認
　眉間中央―鼻尖―上顎前歯中央―上口唇中央―オトガイ中央の直線化を目指す．

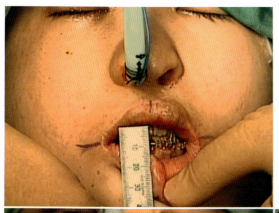
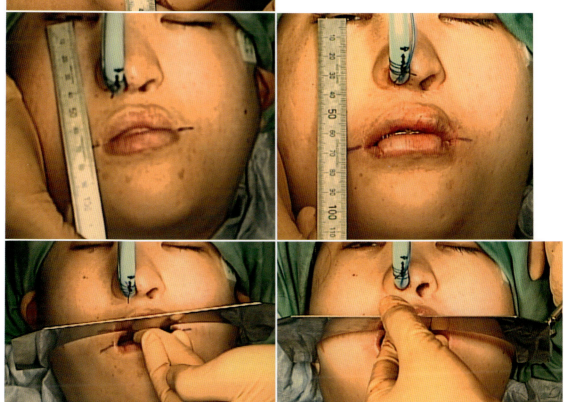

図 3-j~n.
j：上口唇下縁から上顎前歯の提出程度を確認する．2～3 mm 程度を目標とする．
k：術前．下眼瞼縁から口角までの距離の測定
l：術直後．下眼瞼縁から口角までの距離の測定．左右差が 1 mm 以内になることを目標とする．
m：術前．咬合平面板を用いた咬合平面の確認
n：術直後．咬合平面の水平化の確認

② 上顎前歯の見え方
　上口唇下縁から 2～3 mm 程度が望ましい（図 3-j）．
③ 顔面の左右対称性の確認
　ⓐ 左右の下眼瞼中央から口角までの距離を術後左右差が 1 mm 以内を目標とする（図 3-k, l）．
　ⓑ 正面から見て水平化されていることを目指す（咬合平面板を使用すると判別しやすい）（図 3-m, n）．

④ 頬部の形態，左右差の確認
　ⓐ 左右頬部の形態（張り出し具合など）が左右同程度とする．
　ⓑ 鼻翼基部の形態（張り出し具合など）が左右同程度とする．
⑤ 上下顎の前後的位置の確認
　側面からみて咬合平面が，予定の時計回り回転または反時計回り回転をしているか．（咬合平面板を使用すると判別しやすい）

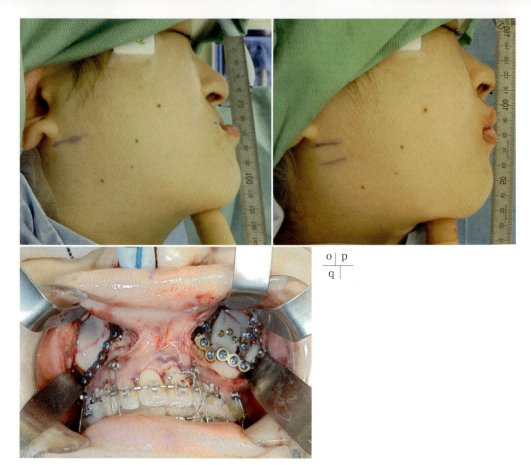

図 3-o～q.
o, p：顔面側貌の上下顎体位置，E ライン，咬合平面の変化を確認(o：術前，p：術直後)
q：固定位置が決定したら LeFort I 型骨片は，左右の梨状孔縁および頬骨下稜の 4 か所をミニプレートで本固定する．2 mm 以上の骨欠損部に対しては，骨移植を行う．本症例では，左上顎に 2 か所に下顎骨から骨移植を施行した．

⑥ 側貌形態の確認
　ⓐ 鼻尖—上口唇—下口唇—オトガイ最突出部が同一ラインに位置する E ラインとなっているのが望ましい(図 3-o, p)．
　ⓑ オトガイ形成を追加した方がよりよいバランスになるかを判断する．
⑦ 下顔面のバランスの確認
　「鼻柱基部から上口唇下縁」：「下口唇上縁からオトガイ先端」までの長さの比が 1：2 程度が望ましい．オトガイ形成術のデザインの際にこれらも考慮する．
⑧ 鼻の形態の確認
　上顎移動に伴い，鼻翼が広がり，鼻の曲がり，鼻尖の上向きなどの変形がないかなどを確認する．

これらの評価過程で，皮膚・軟部組織形態が不十分であれば，仮固定を外して，MMC の位置を調節し，再評価する．術者の総合的判断で固定位置が決定したら，左右の梨状孔縁および頬骨下稜の 4 か所をミニプレートで本固定する．2 mm 以上の骨欠損部に対しては，下顎骨からの骨移植を行う．本症例では，左上顎骨に 2 か所骨移植を施行した(図 3-q)．

10. 下顎骨の固定
　MMC の上顎の本固定が終了したら下顎骨の固定を行う．固定方法は，本誌「下顎枝矢状分割骨切り術の実際」(p. 35～42)を参照されたい．
11. 鼻腔底，前鼻棘と干渉する鼻中隔軟骨のトリミング，鼻翼の広がりを予防する Cinti suture を施した後，閉創する．

まとめ

私の考える LeFort I 型骨切り術のポイントは以下の通りである.

① 3D-CASS による正確な手術計画

② 外科医の美的センスを反映させ,術中のデザイン変更をも可能とするシングルスプリント法

③ 上下顎体 MMC の時計回り・反時計回り回転によるプロファイルの積極的な改善

④ 口唇,鼻などの皮膚・軟部組織の術中変化を考慮した上下顎体 MMC の最終位置決定

⑤ ピエゾ超音波骨削器を用いた安全かつ正確な骨切り

参考文献

1) 渡辺頼勝ほか:顎変形症に対する整容と機能を追求した Surgery-First アプローチに基づく治療. 日頭顎顔会誌. **31**(1):1-12, 2015.
   Summary Surgery-First アプローチについての歴史と方法についての日本語の初論文.

2) Yu, C. C., et al.:Single-splint technique in orthognathic surgery:intraoperative check-points to control facial symmetry. Plast Reconstr Surg. **124**(3):879-886, 2009.
   Summary シングルスプリント法の術中評価項目について Chung Gung Memorial Hospital の Yu-Ray Chen 先生からの報告.

3) Watanabe, Y., et al.:Surgery-first orthognathic surgery for severe facial asymmetry combined with mandibular distraction osteogenesis using a three-dimensional internal distractor. J Craniofac Surg. **30**:39-46, 2019.
   Summary 重度顔面非対称に対しても 3D-CASS とシングルスプリント法が有用であることを報告した当科からの報告.

大好評！

公益社団法人日本美容医療協会の
推薦図書に選ばれました！

美容医療の安全管理とトラブルシューティング

PEPARS No.147
2019年3月増大号

編集／福岡大学教授　大慈弥裕之

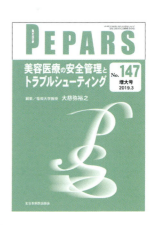

非手術的美容医療に伴う合併症やその予防を網羅！
これから美容医療を始める人だけでなく、
　　すでに行っている人もまずは一読を！！

オールカラー　B5判　192頁　定価（本体価格 5,200円＋税）

Ⅰ．各種治療の安全管理とトラブルシューティング
　　ナノ秒レーザー／ピコ秒レーザー　　／河野太郎ほか
　　レーザーを使ってはいけない皮膚疾患　／山田秀和
　　IPL によるリジュビネーション治療における問題点と解決策　／根岸　圭
　　レーザー脱毛　／木下浩二ほか
　　フラクショナルレーザー　／大城貴史ほか
　　高周波（RF）治療の合併症と回避法　／石川浩一
　　ヒアルロン酸注入　／古山登隆
　　＜コメント＞　ヒアルロン酸注入治療安全マニュアル　／西田美穂ほか
　　ボツリヌス毒素製剤使用の安全性とトラブルシューティング　／青木　律
　　脂肪注入　／市田正成
　　PRP 療法の安全管理とトラブルシューティング　／楠本健司
　　安全にスレッドリフトを行うために　／鈴木芳郎
　　合併症を避けるための顔面解剖　／牧野太郎
　　非吸収性フィラー注入後遺症の診断と治療　／野本俊一ほか

Ⅱ．安全な美容医療を行うための必須事項
　　美容医療材料・機器のための制度設計　／秋野公造
　　広告規制と美容医療　／青木　律
　　特定商取引法と美容医療　／石原　修
　　再生医療法と美容医療　／水野博司
　　美容医療と訴訟　／峰村健司ほか

（株）全日本病院出版会

全日本病院出版会　検索

〒113-0033　東京都文京区本郷3丁目16番4号
TEL：03-5689-5989　　FAX：03-5689-8030

 公式 twitter　@zenniti_info

◆特集/Maxillofacial Surgery
Syndromic craniosynostosis の中顔面低形成に対する治療方針
―手術時期・手術適応・術式選択・手術計画について―

加持　秀明*

Key Words：Syndromic craniosynostosis，中顔面低形成(midface hypoplasia)，Le Fort Ⅱ型骨切り術(Le Fort Ⅱ osteotomy)，Le Fort Ⅲ型骨切り術(Le Fort Ⅲ osteotomy)，骨延長術(distraction osteogenesis)

Abstract　Crouzon 症候群，Apert 症候群などを代表とする Syndromic craniosynostosis は，頭蓋顔面縫合や軟骨結合の早期癒合により頭蓋変形や中顔面低形成をきたす疾患である．中顔面低形成により，上気道狭窄・眼球突出・咬合不全など機能的な問題や整容的な問題を生じる．これらに対して必要に応じて Le Fort Ⅱ型・Ⅲ型などの中顔面骨切り術が適応になる．本稿では，Syndromic craniosynostosis の中顔面低形成に対する Le Fort Ⅱ型・Ⅲ型骨切り術の，手術時期・手術適応・術式選択・手術計画について特に成長期における骨延長について述べる．

はじめに

　Crouzon 症候群，Apert 症候群などを代表とする Syndromic craniosynostosis は，頭蓋顔面縫合や軟骨結合の早期癒合により頭蓋変形や中顔面低形成をきたす疾患である．中顔面低形成により，上気道狭窄・眼球突出・咬合不全など機能的な問題や整容的な問題を生じる．これらに対して必要に応じて Le Fort Ⅱ型・Ⅲ型などの中顔面骨切り術が適応になる．中顔面骨切り術は Gillies と Harrison によって 1950 年に初めて報告された．当初は成長が終了した成人に対する手術であったが，手術法や麻酔の発展により，近年では成長期のこどもにも行われている[1]．本稿では，Syndromic craniosynostosis の中顔面低形成に対する Le Fort Ⅱ型・Ⅲ型骨切り術の，手術時期・手術適応・術式選択・手術計画について述べる．なお，実際の手術方法については，次稿「Le Fort Ⅲ型骨切り術の実際」などを参考にして頂きたい．

手術時期

　Syndromic craniosynostosis における中顔面骨切り術の手術時期は，顔面の成長を考慮しなければならない．顔面は，2 つの成長様式の異なる成長をする．すなわち，6～7 歳くらいまでの成長は脳・眼球・鼻軟骨の成長に影響を受けながら顔面骨格が成長していく．7 歳を過ぎる頃からは，骨添加により上顎骨が成長する．下顎骨の成長は顔面骨では最後であり，思春期頃から成長が始まり 18 歳頃に終了する．

　これらの成長の特性より，手術のタイミングは大きく 3 つ挙げられる．1 つ目は乳幼児期に重度の末梢性気道狭窄や重度の眼球突出による眼球脱臼に対して行われる．この段階で手術が不要な状況であれば，眼窩周囲の成長が落ち着く 8～12 歳くらい（混合歯列期）に，気管切開離脱などの機能改善や整容性の心理発達面に与える影響に対して

*Hideaki KAMOCHI，〒420-8660　静岡市葵区漆山 860　静岡県立こども病院形成外科，医長

患者および家族の希望により手術を考慮する。3つ目は下顎骨の成長が終了した段階であり、18歳以降となる。成長期に行う手術については、顔面成長と関連させて様々な意見が報告されている[2]~[4]。Syndromic craniosynostosis では水平方向への中顔面の成長がほとんど認められないため、低年齢で手術を行った場合、下顎骨などの周囲組織の成長とのギャップにより中顔面低形成が再燃する可能性がある。また幼少期での骨切りは永久歯芽の損傷のリスクもある[5]。しかし眼球突出による角膜障害や上気道狭窄など機能的治療が早期に必要である場合や気管切開離脱を目標とする場合、そして整容性の問題が心理発達に影響を与える可能性がある場合は、成長終了後の再手術の可能性を念頭に置き低年齢での手術も考慮される[2]~[4]。成長終了後であれば、再発のリスクは少ないので、筆者は症状が軽度であれば、骨格の成長がある程度終了するまで待機して手術を行うことにしている。

本稿では、成長期における中顔面骨切り延長術について、手術適応・術式選択・手術計画について述べることとし、成人期における一期的骨切り移動術については成書に譲ることとする[6]。

手術適応

中顔面骨切り術の適応については、①上気道狭窄、②眼球突出、③不正咬合、④整容性とそれによる心理発達への影響を、総合的に判断する必要がある。

上気道狭窄による低酸素を放置すると生理機能・神経系の発達障害など、重篤な機能障害をきたす可能性がある[7]。上気道狭窄に対する治療は、まずは気管切開を施行し確実な気道管理を行った後に将来的な気管切開の離脱を目指すか、骨切り移動術で気管切開を回避するかは施設により方針は異なると思われる。いずれにしても重要なことは、中顔面骨切り術で気道狭窄の改善ができるかを十分に評価することである。ポリソムノグラフィーで中枢性無呼吸を否定し、術前にファイ

バー検査、CT などで上気道から下気道までの評価を十分に行い、アデノイド・扁桃などによる狭窄の有無、喉頭・声門下・気管レベルでの狭窄の有無を、耳鼻咽喉科、小児外科に評価してもらう必要がある。また、小児科、新生児科、小児神経科による呼吸を含めた全身管理も重要であり、手術適応の判断についても Multidisciplinary なアプローチが必須である。眼球突出においては視力障害をきたす可能性があれば手術適応となる。眼窩外側壁を前方移動させる Le Fort Ⅲ型骨切り術の方が、内眼角靭帯および外眼角靭帯を同時に前方に移動させるため、眼球突出に対する効果は Le Fort Ⅱ型骨切り術より高い[8]。不正咬合と整容性については、成長期では相対的手術適応とし、患者の希望がなければ成長期における手術は避け、できるだけ下顎の成長がある程度終了するまで待機しての手術を行うようにしている。

中顔面低形成と術式選択

1．中顔面低形成について

Syndromic craniosynostosis の中顔面低形成のタイプは大きく2つに分けられる（表1）。1つ目は主に鼻骨・上顎骨が低形成であるタイプで、Apert 症候群や Antley-Bixler 症候群などに多くみられる（図1-a）。頬骨隆起部の後退は相対的に少なく、鼻根部の後退が認められるため、相対的な鼻の高まりが低い。眼窩周囲の後退も比較的少ない。もう1つは、鼻骨・上顎骨・頬骨が低形成であるタイプである。Crouzon 症候群などに多い（図1-b）。鼻根部の後退は認められるが頬骨隆起も後退しているため、相対的な鼻の高さが比較的保たれている。眼窩外側の後退も認められる。再手術症例では、個々の患者毎にタイプが異なる。この相違は、Le Fort Ⅱ型骨切り術と Le Fort Ⅲ型骨切り術の選択に重要な要素となる。

表 1. 中顔面低形成のタイプによる特徴の相違

	上顎骨・鼻骨の低形成	上顎骨・頬骨・鼻骨の低形成
鼻根部の後退	あり	あり
鼻背長短縮	あり	あり
眼窩外側後退	なし	あり
眼窩下縁後退	場合によりあり	あり
頬骨隆起部の後退	なし	あり
相対的な鼻の高さ	低い	比較的保たれている
代表疾患	Apert 症候群，Antley-Bixler 症候群など	Crouzon 症候群など
術式	Le Fort Ⅱ型骨切り術	Le Fort Ⅲ型骨切り術

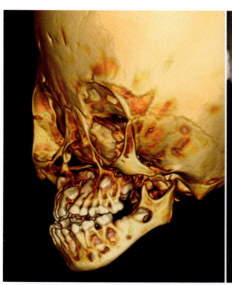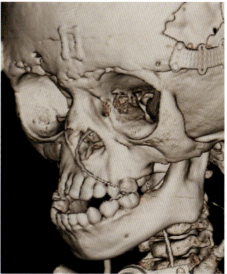

図 1. 中顔面低形成のタイプ
 a：鼻骨・上顎骨が低形成であるタイプ
頬骨隆起部の後退は相対的に少なく，鼻根部の後退が認められるため，相対的な鼻の高まりが低い．CT は Antley-Bixler 症候群の 3 歳女児
 b：鼻骨・上顎骨・頬骨が低形成であるタイプ
鼻根部の後退は認められるが頬骨隆起も後退しているため，相対的な鼻の高さが比較的保たれている．眼窩外側の後退も認められる．

表 2. Le Fort Ⅱ型骨切り術と Le Fort Ⅲ型骨切り術の術後変化

移動方向	Le Fort Ⅱ型骨切り術	Le Fort Ⅲ型骨切り術
前後方向	鼻骨・上顎骨・歯列弓の前方移動	鼻骨・眼窩下縁外側縁・上顎骨・歯列弓の前方移動
	Lip support の増加	Lip support の増加
	後鼻孔の拡大	後鼻孔の拡大
垂直方向	鼻背の長さを増加	鼻背の長さを増加
	Incisal show の増加	Incisal show の増加
	後鼻孔の拡大	後鼻孔の拡大
	眼瞼裂斜下の改善	瞼裂全体が前下方へ移動
		眼窩下縁の尾側偏位

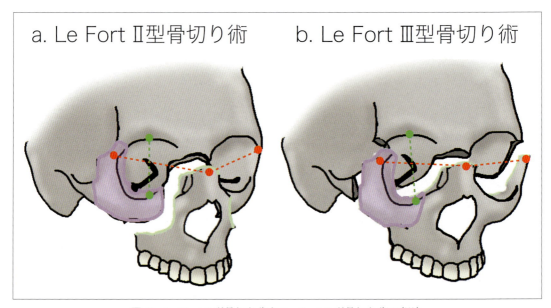

図 2. Le Fort Ⅱ型骨切り術と Le Fort Ⅲ型骨切り術の相違
 a：Le Fort Ⅱ型骨切り術のシェーマ
頬骨(紫)が移動骨片に含まれていない．この結果，鼻根部と眼窩外側との距離が増加し(赤点線)，頬骨に対する相対的な鼻根部の位置が増加する．眼窩上縁と下縁の位置関係は変化しない(緑点線)．
 b：Le Fort Ⅲ型骨切り術のシェーマ
頬骨(紫)が移動骨片に含まれている．この結果，鼻根部と眼窩外側との距離は変化しない(赤点線)．眼窩上縁と下縁の位置関係が変化する(緑点線)．

2．Le Fort Ⅱ型骨切り術と Le Fort Ⅲ型骨切り術の相違と選択

A．Le Fort Ⅱ型骨切り術と Le Fort Ⅲ型骨切り術の相違(表2)

Le Fort Ⅱ型骨切り術と Le Fort Ⅲ型骨切り術の違いをシェーマに示す(図2-a，b)．Le Fort Ⅲ型骨切り術は頬骨が移動骨片に含まれるが，Le Fort Ⅱ型骨切り術では含まれない．この結果，頬骨に対する相対的な鼻根部の高さは Le Fort Ⅱ型骨切り術で増加するが，Le Fort Ⅲ型骨切り術ではその関係は維持された状態で前方へ移動することになる．また，Le Fort Ⅱ型骨切りでは，眼窩

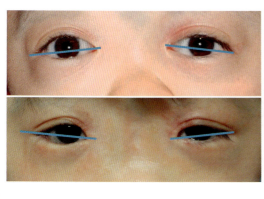
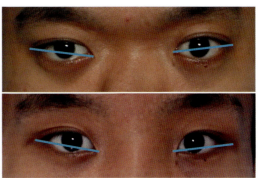

図 3. 術後瞼裂の変化
　a：Le Fort Ⅱ型骨切り術
　内眼角靱帯のみ前下方へ移動しているため，眼瞼裂斜下が改善する．
　b：Le Fort Ⅲ型骨切り術
　内眼角靱帯と外眼角靱帯がともに移動するため，瞼裂の傾きはほぼ維持される．

上縁と下縁の位置関係は維持されることが多いが，Le Fort Ⅲ型骨切り術では移動方向により位置関係が変化する．このため，Le Fort Ⅲ型骨切り術では，尾側方向へ延長しすぎてしまうと，頬骨が尾側に偏位し，頬部が dull になってしまうため注意しなければならない．Le Fort Ⅱ型骨切り術と Le Fort Ⅲ型骨切り術の具体的な変化を表 2 に示す．後鼻孔の拡大，上顎歯列弓の前方移動，鼻背長の増加などは両方に共通する効果である．Le Fort Ⅱ型骨切り術で特徴的な変化は，内眼角靱帯のみ前下方に移動するため，眼瞼裂斜下が改善することが挙げられる(図 3-a)．Le Fort Ⅲ型骨切り術では眼窩外側壁が前方に，眼窩下縁が前下方に移動するため骨性眼窩体積の増大が効率的であるが，前述のように尾側方向への移動で眼窩下縁の尾側偏位が生じるので注意が必要である．内眼角靱帯と外眼角靱帯の両方が前下方に移動するため，瞼裂全体が前下方へ移動する(図 3-b)．

B．顔面変形による術式の選択

Syndromic craniosynostosis における Le Fort Ⅱ型骨切り術と Le Fort Ⅲ型骨切り術の術式選択は，中顔面の形態，術式の特徴を参考に決定している(表 1, 2)．Le Fort Ⅱ型骨切り術に頬骨骨切り術を併用することで，鼻根部・上顎骨・頬骨の位置関係をより細かく調整する方法もあるが，頬骨の位置決定が難しく同時には行っていない．筆者は頬部の調整が必要な場合は，肋軟骨移植による頬部の augmentation や頬骨骨切り術による減量を二期的に行うことにしている．

上顎骨・鼻骨が低形成であるタイプは眼球突出が軽度であり，短鼻傾向が強い症例が多く，Le Fort Ⅱ型骨切り術を選択することが多い．上顎骨・頬骨・鼻骨が低形成であるタイプは鼻骨から頬骨にかけての関係が比較的保たれていることが多く Le Fort Ⅲ型骨切り術を選択することが多い．また眼球突出が強い症例では骨性眼窩体積を効率的に増大させるために Le Fort Ⅲ型骨切り術を選択すべきである．

手術計画

手術計画で重要なことは，手術の indication を間違えないことである．気道狭窄の改善を目標としているのか，眼球突出の改善なのか，咬合の改善なのか，整容性なのかを十分に考慮し，バランスのよい手術計画を行う必要がある．勿論，これらを同時に改善することは可能であるが，優先順

位を付けることが重要であると考える．手術計画を立てる方法は，写真や Computed tomography（CT），セファログラムなどを用い，前述の方法で Le Fort Ⅱ型骨切り術か Le Fort Ⅲ型骨切り術のどちらを選択するか決定する．移動方向・移動量の決定には，CT とセファログラムにより行う．Syndromic craniosynostosis では頭蓋底の変形をきたしているので一般的な顎変形症の骨切り時のセファログラムを用いたペーパーサージェリーとは異なり，フランクフルト平面などを基準にすることができない．セファログラムによるペーパーサージェリーでのチェック項目も一般的な顎変形症のそれとは異なる．中顔面骨切り移動術では延長中に counterclockwise rotation しやすく術後に anterior open bite を呈しやすい．このことを避けるために咬合平面を保った状態で前下方移動させる必要がある[9]．Le Fort Ⅲ型骨切り術で尾側方向に多く移動させると，眼窩縁が尾側に移動し頬部が dull な印象になってしまうので注意する．筆者は混合歯列期以前の成長期での中顔面骨切り移動術では，咬合平面をできるだけ変えないように，移動させるようにしている．永久歯列期に入り，整容性を考慮する場合は鼻背長や incisal show を考慮し，矯正科医と相談の上，移動方向を決めている．永久歯列期では短鼻改善などの整容性を考慮し clockwise rotation をかけることもある．実際の延長では counter clockwise rotation になりやすいため，筆者は鼻根部に IMF screw などを挿入し牽引している．こうすることで咬合平面の維持，Counter clockwise rotation を予防しながらの延長が比較的容易となる．移動量は，上気道狭窄や眼球突出の改善を評価しながら決定されるが，下顎骨など周囲組織の成長に伴う中顔面低形成をできるだけ少なくするため，かなり over correction とする．混合歯列期での延長量は，下顎骨成長終了時の咬合関係が歯科矯正的に treatable malocclusion になるまで overcorrection することが望ましいと考える．

症　例

症例 1

Crouzon 症候群にて，頭蓋延長術・頭蓋形成術など複数回の手術歴のある 5 歳 8 か月，男児（図 4）．気管切開離脱を希望され当科紹介受診した．① 骨性の後鼻孔狭窄，② アデノイド肥大が著明であること，③ 5 年以上カニューレを使用していることから，関連各科と治療計画を立案した．まず当科で中顔面骨切り術による骨性の後鼻孔狭窄の改善を行い，その後耳鼻咽喉科にてアデノイド切除を施行し，最後に小児外科にて気管喉頭周囲の処置を含めた気管切開離脱をする方針となった．眼球突出がやや強かったことと鼻骨・上顎骨・頬骨が低形成であるタイプであったことから，中顔面骨切り術は Le Fort Ⅲ型骨切り術を選択し，Halo device による骨延長術を行った．咬合平面に沿って 19 mm の骨延長を行い骨性の後鼻孔狭窄は改善した．延長期抜去半年後に耳鼻咽喉科にてアデノイド切除術が行われた．今後，当院小児外科にて気管切開離脱に向けた手術が予定されている．

症例 2

Crouzon 症候群にて，生後 5 か月で頭蓋形成術（骨延長），4 歳時に Le Fort Ⅲ型骨切り延長術を施行されている 11 歳，女児．幼少期に気管切開を施行されている．今回，制服から気管カニューレが見えることが気になるとのことで，中学生になる前に気管切開離脱を希望されて受診した．鼻骨・上顎骨が低形成であるタイプと判断し Le Fort Ⅱ型骨切り術と Halo device による骨延長術を施行した．延長方向は短鼻傾向であったため，咬合平面よりわずかに尾側とし，鼻背長を 12〜14 mm 程度になるように軽度 clockwise rotation とした．延長量は 21 mm であった．術後 3 年での顔貌および CT 画像を示す．上気道のスペース，短鼻の改善，上口唇の lip support の改善，オトガイ筋緊張の消失が認められる．気管切開は離脱できた．

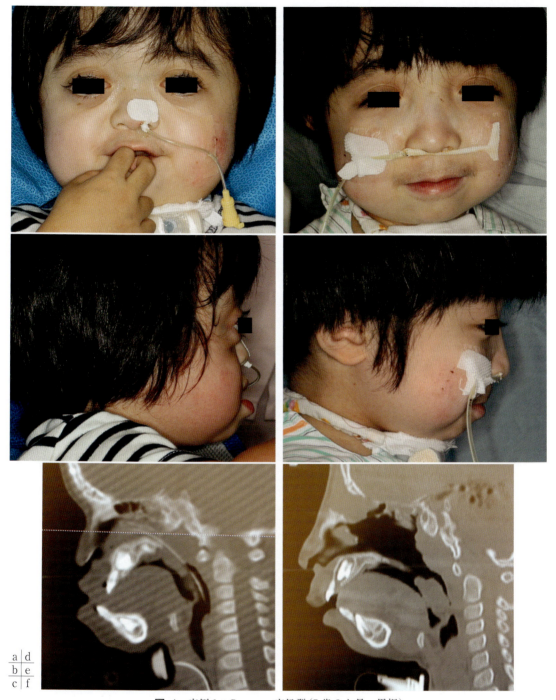

図 4. 症例 1：Crouzon 症候群(5 歳 8 か月，男児)
術前の正貌(a)および側貌写真(b)，CT(矢状断)(c)と，術後 1 年の正貌(d)および側貌写真(e)と，延長終了時の CT(矢状断)(f)
手術の indication は気管カニューレの離脱．鼻骨・上顎骨・頬骨が低形成であるタイプであり，Le Fort Ⅲ型骨切り術と Halo device による骨延長術を施行した．延長方向は咬合平面に沿い，延長量は 19 mm であった．

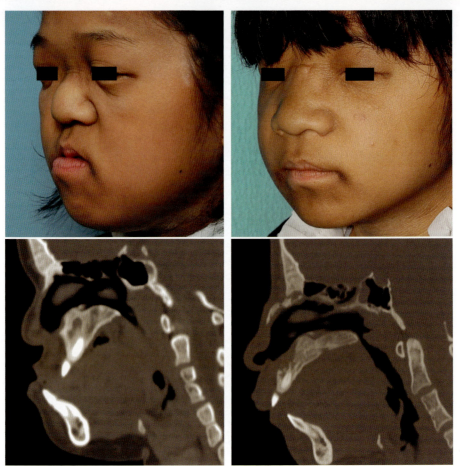

図 5. 症例 2：Crouzon 症候群（11 歳，女児）
術前写真（a）と術前 CT（矢状断）（b），術後 3 年の状態（c）と CT（矢状断）（d）
手術の indication は気管カニューレの離脱．鼻骨・上顎骨が低形成であるタイプと判断し Le Fort Ⅱ型骨切り術と Halo device による骨延長術を施行した．延長方向は軽度 clockwise rotation となるようにわずかに尾側とし，鼻背長を 12〜14 mm 程度になるようにした．延長量は 21 mm であった．

考 察

　機能性と整容性は表裏一体である．Syndromic craniosynostosis は特徴的な顔貌を呈するが，機能的改善を図るための手術が，整容性に繋がっていると考えている．ただし，中顔面の骨切り術はそれなりの侵襲もあり，機能性と整容性のバランスの取れた治療計画を選択しなければならない．機能的改善は治療として本人・家族に受け入れられやすいが，整容性の変化は，時として受け入れられないこともある．医療者側が明らかに整容的に改善したと思っても，治療を受ける側，特に両親は，自分の子供の顔貌の変化を直後は受け入れられないことを時に経験することがあるので術前に十分説明する必要がある．

　術式選択については，Le Fort Ⅱ型骨切り術と，Le Fort Ⅲ型骨切り術の術後の顔貌の変化の相違を考慮して決定すべきである．勿論，この 2 つにクリアカットに決定できない症例もあり，その場合は優先順位を決めて術式を選択しなければならない．機能的な絶対条件は眼球突出の程度であり，これが強い症例は Le Fort Ⅲ型骨切り術が有利である．もう 1 つの機能的絶対条件である上気道狭窄に対する効果は両術式ともほぼ同一である．それ以外については顔貌から優先順位を決めて術式を決定する．

今回は骨延長についてのみ述べたが，骨延長では延長終了時に咬合を合わせることは難しい．Treatable malocclusion の範囲で延長終了することが出来れば，矯正的に咬合を合わせることが可能であるが，合わせられない症例では，Le Fort I 型骨切り術や下顎骨骨切り術などで二期的に行う必要がある．

筆者は，現在は写真・CT・セファログラムなどを用いて手術プランニングを行っているが，今後は Computer assisted surgery（CAS）などの新しい方法がますます発展してくると考える．骨移動に伴う軟部組織のシミュレーションは特に骨延長では術中の調整ができないため難しい．延長終了時の目標として，まずは眼窩周囲・頬骨を良好な位置にした後，二期的に肋軟骨・脂肪移植によるaugmentation や鼻修正術などで軟部組織の調製を行うようにする．

まとめ

Syndromic craniosynostosis における成長期の顎矯正治療の治療方針について，手術時期・手術適応・術式選択・手術計画を中心に述べた．Syndromic craniosynostosis における治療目標は，成長期では気道・眼球などの機能性が中心であり，成長終了時では整容性と咬合の改善となる．中顔面に対する骨切り術は，比較的侵襲の高い手術であり，手術選択・治療計画には十分に考慮する必要がある．

参考文献

1) McCarthy, J. G., et al.：Le Fort III advancement osteotomy in the growing child. Plast Reconstr Surg. 74(3)：343-354, 1984. doi：10.1097/00006 534-198409000-00003.

2) Nout, E., et al.：Advancement of the midface, from conventional Le Fort III osteotomy to Le Fort III distraction：review of the literature. Int J Oral Maxillofac Surg. 37(9)：781-789, 2008. doi：10.1016/j.ijom.2008.04.006.

3) Oberoi, S., et al.：Craniofacial team management in Apert syndrome. Am J Orthod Dentofacial Orthop. 141(4)：S82-S87, 2012. doi：10.1016/j.ajo do.2012.01.003.

4) Al-Namnam, N. M. N., et al.：Distraction osteogenesis in the surgical management of syndromic craniosynostosis：a comprehensive review of published papers. Br J Oral Maxillofac Surg. 56(5)：353-366, 2018. doi：10.1016/j.bjoms. 2018.03.002.

5) Gonchar, M. N., et al.：Eruption of Maxillary Posterior Permanent Molars following Early Conventional Le Fort III Advancement and Early Le Fort III Distraction Procedures Compared to Late Surgical Intervention. Plast Reconstr Surg. 143(3)：565e-571e, 2019. doi：10.1097/PRS.00000 00000005364.

6) 菅原康志：頭蓋顔面骨異骨症—Le Fort III 型骨切り術における術前計画と手術の実際—．形成外科．53(11)：1187-1196, 2010.

7) Tasker, R. C., et al.：Distinct patterns of respiratory difficulty in young children with achondroplasia：a clinical, sleep, and lung function study. Arch Dis Child. 79(2)：99-108, 1998.

8) Festa, F., et al.：Orbital Volume and Surface After Le Fort III Advancement in Syndromic Craniosynostosis. J Craniofac Surg. 23(3)：789-792, 2012. doi：10.1097/SCS.0b013e31824dbeec.

9) Shetye, P. R., et al.：Le Fort III distraction：Part I. Controlling position and vectors of the midface segment. Plast Reconstr Surg. 124(3)：871-878, 2009. doi：10.1097/PRS.0b013e3181b17b57.

PEPARS 大好評増大号

形成外科領域雑誌 ペパーズ

ベーシック&アドバンス 皮弁テクニック

No. 135　2018年3月増大号
オールカラー　160頁
定価(本体価格 5,200 円+税)

編集/長崎大学教授　田中克己

第一線で活躍するエキスパートたちの皮弁術のコツを一挙公開！
明日から使える Tips が盛りだくさんの1冊！

■目　次■
- 局所皮弁の基礎と応用
- 遠隔皮弁の基礎と応用
- 顔面の局所皮弁
- 手・手指の皮弁
- 大胸筋皮弁の基本と応用
- 肩甲骨弁・肩甲骨皮弁
- 広背筋皮弁
- 腹直筋皮弁・下腹壁動脈穿通枝皮弁
- 鼠径皮弁と SCIP flap
- 腸骨弁・腸骨皮弁
- 会陰部の皮弁
- 大殿筋皮弁
- 大腿筋膜張筋皮弁
- 前外側大腿皮弁
- 膝周囲の皮弁
- 下腿の皮弁
- 腓骨弁・腓骨皮弁の挙上方法
- 足・足趾の皮弁

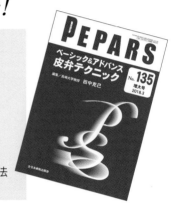

実践！よくわかる縫合の基本講座

No. 123　2017年3月増大号
オールカラー　192頁
定価(本体価格 5,200 円+税)

編集/東京医科大学兼任教授　菅又　章

形成外科の基本の"キ"。
外科医に必要な"きれいな"縫合のコツをエキスパート執筆陣が伝授！

■目　次■
- 形成外科における縫合法の基本(総説)
- 形成外科における縫合材料
- 皮下縫合・真皮縫合の基本手技
- 頭部の縫合法
- 顔面外傷の縫合法
- 眼瞼手術における縫合法
- 頭頸部再建における縫合法
- 瘢痕・ケロイドの手術における切開・縫合法の工夫
- 乳房再建における縫合法
- 唇裂口蓋裂手術における縫合法
- 四肢外傷における縫合の要点
- 虚血肢救済手術における縫合法
- 美容外科における縫合法
- 植皮・皮弁術における縫合法
- 血管の縫合法
- 神経縫合の基礎とその実践法
- 腱の縫合法
- リンパ管の縫合法
- リンパ管静脈吻合とリンパ節移植における縫合術
- "抜糸のいらない"縫合材料

全日本病院出版会　〒113-0033　東京都文京区本郷 3-16-4　Tel:03-5689-5989
www.zenniti.com　Fax:03-5689-8030

◆特集/Maxillofacial Surgery
Le Fort Ⅲ型骨切り術の実際

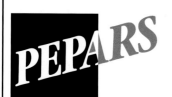

玉田　一敬*

Key Words：骨切り(osteotomy)，中顔面(midface)，上気道(upper airway)，ルフォーⅢ型(Le Fort Ⅲ)，骨延長(distraction osteogenesis)，合併症(complications)

Abstract　Le Fort Ⅲ(LFⅢ)型骨切りは，眼球突出と上気道狭窄，反対咬合および顔面側貌を同時に改善することのできる非常に有用な手術術式であるが，それと同時に，手術を安全確実に遂行するという点において時に困難を伴う手術でもあり，craniofacial surgeon にとって登竜門とも言える手術である．手術を困難なものとする要因としては，直視下におけない部位での盲目的な骨切りを要するということが大きく，近年ではそのような部位の可視化を助けるようなデバイスも実際に用いられるようになってきている．それでもなお，手術を構成する各手順をしっかりとイメージして手術に臨むということは，軟部組織損傷による大量出血などの合併症予防のために必要不可欠である．本稿では，LFⅢ型骨切りの手順について模型を使って示しながら，各手順における要点を解説し，合併症への対策や手技上の工夫について解説する．

はじめに

Le Fort Ⅲ(LFⅢ)型骨切りは，形成外科医が行う手術手技の中でも合併症の頻度が比較的高く[1)2)]，難易度の高い部類に属する手術手技であるが，その理由としては盲目的な骨切り手技が含まれるということが大きい．Major complications としては pterygomaxillary junction(PMJ)の操作の際の大量出血や，不十分な骨切りによる意図していない部位での骨折や髄液漏などが知られている．本稿では Le Fort Ⅲ型骨切りについて，術前準備や骨切りの実際，合併症を回避するための工夫などにつき解説する．

歴史的背景

Paul Tessier は「Craniofacial Surgery の父」と呼ばれ，数々の革新的な術式を報告してきたのみならず，International Society of Craniofacial Surgery の創設者としても知られるが，LFⅢ型の骨切りの初の報告は，彼の mentor の 1 人であった Sir Harold Gillies によって 1950 年になされている[3)]．しかしながら Gillies の行った骨切りは骨を移動して固定するのみであったためその後大幅な後戻りを生じたとされており，その後 1957 年に同様の症例についての相談を受けた Tessier は，献体を用いた数多くの検証の後，改良を加えた術式によって無事治療を成功させることができたと言う．冠状切開を用いず，鼻骨の骨切りを分離して行った Gillies の術式とは骨切り線が若干異なることに加えて，骨移植を用いて後戻りを予防したところが Tessier の大きな功績であったと考えられている[4)]．その後 Tessier に学んだ多くの craniofacial surgeon たちによって広められ，現在では LFⅢ型骨切りは特に中顔面の著しい低形成・劣成長を伴う症候群性の craniosynostosis の治療において，欠くべからざる手術手技となっている．

---
* Ikkei TAMADA, 〒183-8561　府中市武蔵台2-8-29　東京都立小児総合医療センター形成外科，医長

術前の準備

1．術前カンファレンス

術前準備は単に手術手技の計画を練ればよいというものではない．特に症候群性 craniosynostosisの症例に対してLFⅢ型骨切りを行う場合には，潜在的なリスクを網羅的に明らかにするため，呼吸・循環・神経といった各システム別に評価を行い，併存する合併異常を洗い出す必要がある．手術決定後に関係部署から「待った」がかかり，評価のやり直しのために手術を延期するというようなことがないよう，あらかじめ症例ごとに安全に周術期を乗り切るためのカンファレンスを関係部門間で行っておくことが望ましい．特に上気道の状態の把握に関しては必須であり，術後の抜管計画などについても詳細に打ち合わせておく必要がある．

我々は通常，形成外科，総合診療科（小児科），麻酔科，集中治療科をメインに，必要に応じて耳鼻咽喉科や呼吸器科，循環器科などにも意見を求めながら会議を進めることが多いが，メンバーの選定に関しては施設ごとの特性もあるかと思われるので，適宜アレンジを加えていただきたい．

2．手術計画

手術計画は上に述べたような全身状態の評価とは別に，並行して立案していく．LFⅢは眼球突出と上気道狭窄，反対咬合および顔面側貌を同時に改善することのできる強力な手術術式ではあるが，一方で，Le FortⅠ型骨切り（LFI）と同時に行うなどの modification を行わない限り，眼球突出の改善・上気道の拡大・咬合状態の改善といった要素を個別のパラメーターとして設定することは不可能である．基本的に年少児にLFⅢを適応する場合は，顔面骨格の成長終了まで待てないような呼吸状態あるいは顔貌であることが多く，また，長期経過の後に劣成長が顕在化する可能性も高い．そのような場合に，癒着剥離や骨切りの大変さを考慮すると，LFⅢを再び行うということはなるべく避けたいため（LFIになるべくとどめておきたい），LFⅢセグメントは咬合が極端に悪化しない限り初回手術でなるべく多くの前方移動量を得て

おきたい．対象が顔面骨格の成長終了後，あるいは終了間際といった症例の場合は，より綿密に矯正歯科医と打ち合わせを行ってLFⅢセグメントの前方移動ベクトルを確認しておく必要がある．

手術計画は術者がX線やCT画像，3次元再構築画像を用いて確認し，十分にイメージトレーニングを行っておく必要がある．またそれに加えて各種シミュレーションソフトを用いた画像シミュレーションや，3Dプリンターを用いた模型の作成を行っておくことで，患者や患者家族と手術手技に対する理解を共有することが容易になり，麻酔科や集中治療科など，直接手術操作には関わらないが周術期管理の鍵を握る診療科のスタッフと，手術内容を共有することが容易となる．当科では基本的にいわゆる craniofacial surgery の症例にはすべて3D模型を作成して臨んでおり，術後のICUでの集中治療科との申し送り等にも活用している．

3．輸血の準備

LFⅢ型骨切りは基本的に輸血を要する手術である．麻酔科とのコミュニケーションやチームワークの構築具合にもよるが，LFⅢはありふれた手術ではないので，もし担当麻酔科医が本手術に十分習熟していないような場合には赤血球濃厚液（PMJの骨切りやダウンフラクチャーの際には大量出血に備えておいてもらう）や，新鮮凍結血漿（術中でも閉創間際でも出血の様子がサラサラしてきたと感じたら凝固系を確認しつつ補充してもらう）の投与のタイミングについて，術者の側からも積極的に声掛けを行っていくことが望ましい．

手術の手順

1．切開線

特殊なケースを除き，既に頭皮に頭蓋形成術の際に用いた冠状切開の瘢痕が存在することが多く，そのような場合には既存の瘢痕からアプローチする．瘢痕が存在しない場合にはジグザグ型の冠状切開を行う．我々はエピネフリン添加1％キシロカインを生理食塩水で3倍に希釈したものを切開線に注射してから皮膚切開を行っている．

延長器の固定に必要な場合には上顎の口腔前庭

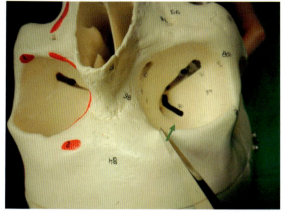
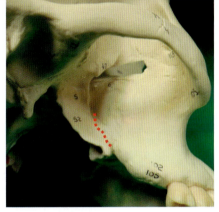

図 1.
骨切り部位の剝離・展開
a：眼窩上神経孔は小さなノミを用いて斜めに落とす．
b：眼窩外側の最終的な剝離範囲．さらに頬骨弓からの剝離とつなげていく．
c：PMJ（赤点線）は直接目視できないので触診で確認する．

切開を追加する．眼窩底の骨切り操作に際して結膜切開や睫毛下切開を追加しても構わないが，必須の切開と言うわけではない．

2．術野の展開

まず帽状腱膜下の層で眼窩上縁に向かって剝離を進める．その後，眼窩上神経を損傷しないように眼窩上縁1.5 cmで骨膜下層に入って剝離を続ける．前頭蓋底の遮蔽等，何らかの理由で骨膜弁を使用しなければいけない場合は，帽状腱膜下層の剝離が終わった時点で，より頭側から骨膜弁を挙上する．眼窩上神経が神経孔を通っている場合には小さいノミを斜めに入れて神経を開放し（図1-a），さらに眼窩上縁に沿って剝離を行う．外側では頬骨上顎縫合をしっかりと展開し（骨膜の癒着が強いので適宜バイポーラなどで焼き切っていくとよい），眼窩外側の剝離も頬骨弓レベル程度まで行っておく．眼窩内側壁の剝離は涙囊窩後方に向かって行う．鼻根部では前頭鼻骨縫合を越える程度尾側に剝離を行う．ここまでの展開で，左右の眼窩外側から鼻根部までの骨切り範囲が剝離されたことになる．

Fronto-Orbital Advancement（FOA）などの顔面上3分の1へのアプローチであればここまでの剝離で十分であるが，頬骨弓のレベル以下に到達する必要のある中顔面の骨切りではさらに側頭部の剝離を行う必要がある．側頭部では，顔面神経の側頭枝を損傷せぬよう注意が必要である．脂肪の中の太い静脈を目印に，superficial temporal fat padを下床に残してsuperficial layer of deep temporal fasciaの下の層で剝離を進めれば顔面神経側頭枝には膜1枚介在することになるので安全である．多少脂肪の中に入ってしまっても構わないが，なるべく脂肪を損傷せぬように剝離を進めた方が側頭部陥凹を生じにくい．この層で頬骨弓に達するまで剝離を進めたら，前方で先に剝離しておいた眼窩外側の剝離面とつなげ，その後眼窩外側後面の剝離に移行する．眼窩外側後面の剝離では，下眼窩裂の前方端を確認しながら下方に剝離を進め，PMJの位置が確認できるまで剝離しておく（図1-b, c）．

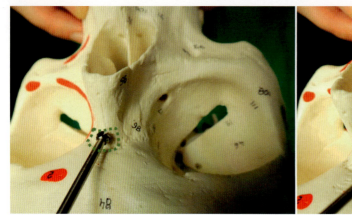
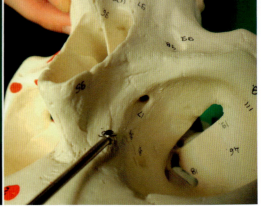

図 2. 鼻根部の骨切り a|b
a：鼻根部正中では幅広く骨削除を行い，鼻中隔骨切りのスペースを確保する．
b：上顎鼻突起より外側では幅広く骨削除する必要はない．

眼窩底では下眼窩裂の前端が確認できるまで剝離を行い，その先はやや盲目的な手技となるが，涙囊窩の後方を回って眼窩内側壁の剝離とつなげておく．

さらに使用する延長器に応じて，梨状孔縁周囲や上顎骨など固定部位の剝離を追加して，剝離操作を完成する．既存の 3 次元頭蓋模型を用いて示すと非常にわかりやすいが，実際の症例は頭蓋骨模型と比較するとはるかに上顎が小さく，解剖学的ランドマークがわかりづらいので，術前のシミュレーションが重要である．

3．骨切り線

骨切りの手順は，要するに十分な骨切りができればどのような手順で行っても構わないが，骨切りすべき場所をうっかり忘れてしまうことのないよう，自分の中で一定の順序を決めてそれに沿って行うのが安全である．以下に筆者の手順を示す．

① 鼻根部の骨切り

まず鼻根部にカッティングバーおよびダイヤモンドバーを用いて縦幅 7〜8 mm 程度の骨削除を行う．やや幅広く感じるかもしれないが，鼻中隔粘膜の剝離にはそれなりのワーキングスペースが必要である．続けて後鼻棘方向に向けて鼻中隔の骨切りを行うが，前頭骨が邪魔になってノミの先端が延髄方向に向かわないよう，骨削除は十分行っておいた方がよい．横幅としては，内眼角靱帯の上後方を回って，篩骨に達するまで骨切りを行っておく．この部位ではさほど縦幅をとる必要

はない（図 2）．

② 眼窩外側の骨切り

レシプロケーティングソーを用いて眼窩外側の骨切りを行う．上顎前頭縫合部で 1 cm ほど内側に骨切りを進め，その後眼窩外側後面からレシプロケーティングソーの先端を下眼窩裂前端に引っ掛け，切り上げてきて先の骨切りと連続させる（図 3）．

③ 頬骨弓の骨切り

いつ行っても構わないが，筆者は眼窩外側の骨切りに合わせて行うようにしている．切る場所に関しては，延長器の固定部位を考えて切るということ以外に，頬骨弓の骨切り線によって PMJ 付近の操作の際に若干ワーキングスペースが広がる効果も期待して決めている．

④ 眼窩底の骨切り

前のステップでレシプロケーティングソーがしっかり下眼窩裂前端を切れている場合は問題ないが，下眼窩裂の前端の確保が困難で骨切りが甘い場合にはノミで骨切りを追加する（図 3 の☆部分）．その後ノミ，あるいは小さめのラスパトリウムで，眼窩底を骨切りしていく．あまり前の方で切ってしまうと前方移動すべき中顔面骨片（LF Ⅲ セグメント）の，特に頬骨上顎縫合部の剛性が落ちてしまうので，眼窩下神経が骨に潜る前あたりのレベルをイメージしてゆっくりと骨切りを行っていく．骨切りとはいっても非常に薄い骨であるので，ハンマーで強く叩く必要はない．むしろ大

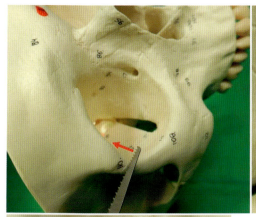
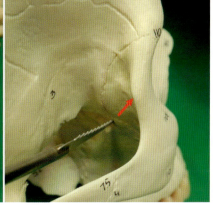
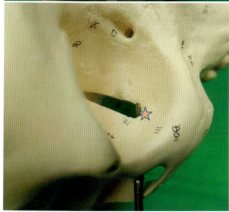

図 3.
眼窩外側の骨切り
　a：まず頬骨前頭縫合部を骨切りする．
　b：下眼窩裂の前端部分にレシプロケーティングソーをわずかにひっかけて切り上げる．
　c：眼窩底側からみたところ．☆部分の切り残しに注意する．

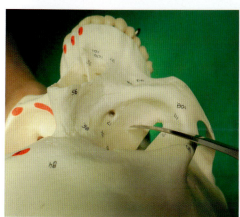
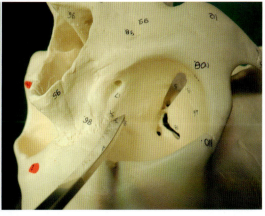

図 4．眼窩底の骨切り
　a：非常に薄い骨なので愛護的にノミを進めていく．
　b：涙嚢窩後方で眼窩内側の骨切りと連続させる．

きな穴をあけないように注意しながら少しずつ骨折させていくイメージで，眼窩下神経にダメージを与えすぎないように（当然多少のダメージは必ず加わるはずであるが），骨切りを進めていく．盲目的手技となるが，涙嚢窩後方までのイメージで終える．盲目的手技に不安がある場合には経結膜切開や睫毛下切開を追加しても構わない（図4）．

⑤ 眼窩内側の骨切り

　眼窩内側の骨切りは鼻根部の骨切りを終えた側方端から始め，涙嚢窩後方で眼窩底の骨切りと連続させる．また，この際，眼窩底側だけでなく，篩骨洞自体の骨も崩すように骨切りしておくことで，後述するダウンフラクチャーを多少は容易に行えるはずである．篩骨蜂巣の発達の状態は個人

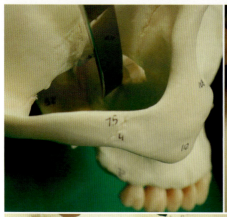
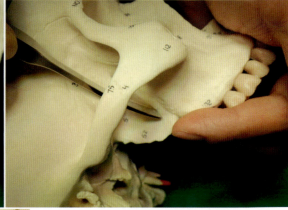
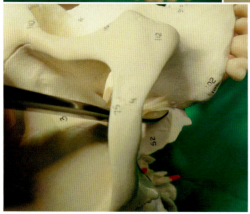

図 5.
眼窩外側の骨切り・PMJ 離断
 a：眼窩外側を PMJ 方向に骨切りする．
 b：口腔内においた指で方向をつかむようにするとよい．
 c：PMJ を離断する．

差が大きいため，術前に評価しておく必要がある．

⑥ Pterygomaxillary Dysjunction

眼窩外側後面より，まずはノミで上顎洞外側をPMJ に到達するまで骨切りする．術者が口腔内から左手で臼後部を触診し，右手でノミを把持して助手にハンマーで叩かせる（図 5-a, b）．骨切り線がPMJ に到達したら，dysjunction 用のノミを用いてPMJ の骨切りを行う（図5-c）．切れたかどうかは基本的にノミを叩く感覚と音でしか知ることはできないので，筆者は自分でノミを把持して自分で叩くようにしている．

なお，多くの教科書にはあまりはっきりと記載されていないが，これまでの骨切りで，上顎洞の後壁は骨切りされていない．上顎洞外側の骨切りとPMJ の骨切りがしっかりとつながるように意識しながらノミを進めることが肝要であると考えている．

4．LFⅢ セグメントの授動（ダウンフラクチャー）

骨切りが完了したら，LFⅢ セグメントを授動して骨移動が可能となっていることを確認する．この授動はくれぐれも愛護的に行う必要がある．Rowe 鉗子を用いて行って構わないが，決して強い力を加えないようにする．筆者は片手で上顎を把持し，もう一方の手でラスパトリウムをPMJにあてがい，徐々に授動を進めるように心がけているが，再手術例などでは必ずしも容易ではない．

5．延長器の装着

内固定型の延長器を使用する場合は骨切り前に延長器の取り付けを行い，一旦シャフトを外してから骨切りを行う．外固定型の延長器を使用する場合は牽引用のワイヤー取り付けまでを行っておき，閉創後に頭部に固定したフレームと連結させる．なお，特に就学前後の症例に外固定型延長器を使用する際には，永久歯胚を損傷せぬよう留意しつつも，その後の牽引に耐えられる骨の厚みのある場所を選択することに苦慮することがある．適宜チタンプレートを介して補強するなどが望ましい．

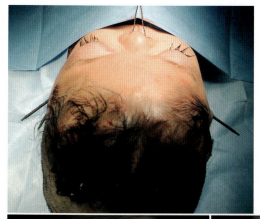
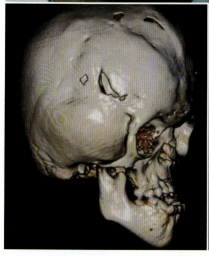
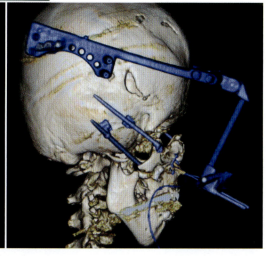

図 6.
症例：6 歳 7 か月，女児．Apert 症候群
 a：手術終了時の状態
 b：術前 3DCT
 c：骨延長中の 3DCT

周術期管理

　術後は挿管のまま ICU に帰室する．当院では，ICU に入室した時点で主担当科は形成外科から集中治療科に変更となり，以降のマネージメントを担当する．術後管理のシステムは施設により異なるものと思われるが，いずれにせよまずは必要な輸血を行って止血を確実なものとし，循環動態の安定を図り，次に腫脹のピークを過ぎるころに in-out のバランスを out 側に寄せた水分管理を行って上気道の拡大を図り，抜管を目指していくことになる．

　我々の術後管理システムは外科医の負担を軽減し，安全で確実全身管理を提供するうえで非常に有用であるが，実際に行った手術の内容について最も理解しているのは当然執刀医であるので，毎日の ICU カンファレンス等を通じて十分な意思統一・相互理解を図ることが重要であることは言うまでもない．

症例提示

　症例：Apert 症候群，6 歳 7 か月，女児

　両側冠状縫合早期癒合症に対し，9 か月時に前額部形成術と組み合わせた骨延長法による FOA を施行し，その後は整形外科と合同で合指症に対する治療を行いながら経過観察を行っていた．口蓋裂に対しては 4 歳時に口蓋形成術を施行した．頭蓋内圧の再上昇所見はなく，神経学的発達も良好で，就学にあたっては普通級に進学していた．

　一方，中顔面の低形成・劣成長ならびに鼻腔の狭小化のために上気道は全体的に狭く，耳鼻咽喉科にて下鼻甲介切除やアデノイド切除などを受けながら経過観察されていた．就学頃より夜間の呼吸苦が増悪し，日中の眠気のために学校生活に支障をきたすようになった．咬合状態も前方開咬のために歯牙接触面は少なく，下眼瞼を中心とした眼球突出感も残存していた．以前の合指症手術後に呼吸状態の悪化から一時的に ICU 管理を要し

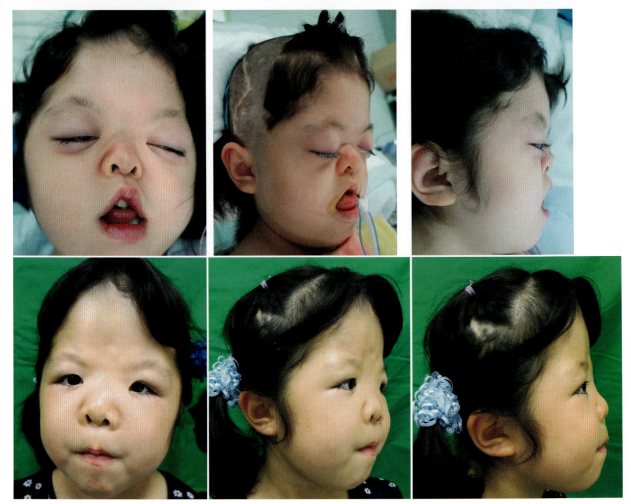

図7. 症例：6歳7か月，女児．Apert 症候群
a〜c：術前
d〜f：骨切り術後1年10か月（睫毛内反修整・内眼角形成術後）

|a|b|c|
|d|e|f|

た経緯もあり，術後に気管切開を要する可能性も提示した上で，本人およびご家族と相談の上 LF Ⅲ型骨切り・骨延長術を施行することとした．前額側の眼球突出はごく軽度であったため，骨切りとしては一般的な subcranial LFⅢ を選択し，延長後の保定期間短縮のために外固定型と内固定型の延長器を併用して骨延長を行うこととした．

全身麻酔下に頭蓋形成術時の冠状切開瘢痕からアプローチし，一旦内固定型の延長器を装着した後に台座を残してシャフトを抜去し，型通りのLFⅢ型骨切りを行った．外固定装置に装着するワイヤーは，永久歯胚を損傷せぬよう注意しつつ梨状孔縁に固定し（図 6-a），鼻腔前庭から鼻腔内を通して体外に導いた．その後1週間の保定期間の後に骨延長を開始した．

挿管チューブの抜管に関しては，術後1週間で試みるも口腔内の腫脹の影響で断念した．その後骨延長に伴って上気道スペースが著明に拡大していることを確認しつつ，数回の抜管を試みたが，長期挿管の影響による声帯機能不全のため，最終的には気管切開を施行することとなった．院内関連各科・部門と協力の上自宅での管理を指導し，骨切り術後4か月で一旦自宅に退院した．その後再入院して骨延長終了後5か月の保定期間の後に内固定型延長器を全身麻酔下に抜去した．この時既に声帯機能不全は改善が確認されていたため，延長器抜去の術後3日目に気管カニューレも抜去することができ，その後の呼吸状態には特に問題

を認めなかった(図6, 7).

考　察

1．LFⅢを施行する際に必要な解剖学

LFⅢ型骨切りを施行する際に念頭に置くべき合併症は主に出血に関するものと，予期せぬ骨折に関するものとに大別できる．予期せぬ出血につながる可能性のある血管としては，顎動脈の分枝と翼突管静脈叢の2つの存在を意識しておく必要がある．翼口蓋窩における顎動脈の走行に関しては，Orraらの報告[5]が詳しい．ただし報告されている顎動脈の分岐のメルクマールはあくまで正常顔面骨格を対象とした検討であり，そのままLFⅢ骨切りに応用することはできないため，頭の中で参照するにとどめる．実際の手術においては上顎洞外側の骨切りならびにpterygomaxillary dis-junctionの際に脳ベラなどで軟部組織を保護しながら行うことを心掛け，誤ってノミがあたってしまうことを予防するようにする．万が一出血させてしまった場合にはサージセルおよびガーゼを押し込んで数分強く圧迫して止血を試みる．

予期せぬ骨折に関しては，Akitaらによって献体を用いた検証の結果が報告されており[6]，正確なPMJの分割が，重大な合併症につながる翼状突起の高位骨折予防のために非常に重要であると結論付けている．この部分がまさにLFⅢ骨切りの最も難しい部位の1つでもあるため，術前の詳細なシミュレーションに加え，次項で述べるような工夫を行うことで安全に手技を行う必要がある．

2．手術支援デバイスの併用について

LFⅢ型骨切りを安全に行うことが困難なのは骨切りを直視下に行えない部分が多いためであるので，この盲目的操作を何らかの方法で可視化するというのは問題解決の方向性として合目的である．主に脳神経外科領域で手術支援に広く用いられているナビゲーションシステムをLFⅢ骨切りに応用し，骨切り部位の詳細な把握に有用であったとする報告はすでになされており[7]，術前にナビゲーション用の(頭部の動きを抑えてナビゲー

ションに耐え得る薄さのスライスで)CTを撮影したり，手術室で加刀前にキャリブレーションを行ったりする煩雑さはあるものの，特にPMJの位置確認などに有効な方法であろう．筆者は残念ながらナビゲーションシステムを使用してLFⅢ型骨切りを行った経験はないが，各施設においてナビゲーションシステムを使用できる環境が整っているのであれば試みる価値のある方法と思われる．また，ナビゲーションに加えてpiezoelectric surgeryのデバイスを用いることで，より安全な手術が可能であるという報告もあり[8]，そのような新しい骨切りデバイスを併用することでさらに安全に骨切りを行える可能性がある．

また，近年着目されているAugmented Reality(AR；仮想現実を実際の世界に投影するシステム)を用いるという方法[9]も顎顔面領域での使用に関する報告が増加してきている．ゴーグルなどのウェアラブルデバイスを術者が装着することで，当該症例の3次元CT画像を実際の患者の顔面に投影しながら骨切りを行えるというのは非常に有用性が高いと考えられる．投影した画像と実際の顔面骨の若干のズレに関しての質の担保さえなされれば，今後手術支援システムとして中心的役割を果たすようになるものと思われる．

3．骨延長器の選択について

特に症候群性の頭蓋骨縫合早期癒合症に対してLFⅢ型骨切りを行うような場合は，長期経過後の劣成長の再顕在化への懸念や，上気道拡大の目的からなるべく多くの前進量を目指す場合が多く[10]，一期的な骨移動＋骨移植では対応できないため骨延長法を用いて目的を達することになる場合が多い．

内固定型の骨延長器は患者にとって煩わしさが少なく，外固定型の延長器との比較で，より周術期のQOLが高いということが知られている[11]．一方で，骨延長の確実性という点では一抹の不安のある方法とも考えられる．例えばHettingerらは，比較的シンプルでしっかりとした形状の内固定型の延長器を用いてLFⅢ型の骨延長を行い良好な

結果を示している[12]が，対象症例は比較的年長の唇顎口蓋裂症例であり，症候群性の頭蓋骨縫合早期癒合症に対して同様のデバイスで対応可能かどうかは慎重に検討する必要がある．具体的には，年少児においては頬骨上顎縫合がまだ固まっておらず，内固定装置を頬骨に固定した場合に，延長が進むにつれて同縫合部において骨の曲がりが生じる危険性がある．症候群性の頭蓋骨縫合早期癒合症の症例は中顔面の中でも特に中央部が陥凹し，すでに頬骨には相対的前突感が存在することが多いため，骨の曲がりによってその頬骨前突感が増強されるのは避けたいところである．

　外固定型の骨延長器は骨延長の確実さという点では，牽引ワイヤーの固定さえ確実に行うことができれば安定した結果が期待できる延長方法である．しかしながら，外固定型延長器の頭蓋骨への固定部位における固定ピンが転倒などによって頭蓋骨骨折を惹起して頭蓋内に刺入されてしまう合併症があるということはよく知られており[2]，カスタムメイドの頭部保護帽を固定源として用いるなどの工夫は報告されているものの[13]，圧迫による皮膚壊死への懸念があり，完全にリスクを取り除くことは困難であると考えられる．また，患者の心理社会的負担を考えると，長期間の保定が困難であることもデメリットの1つである．

　そこで我々は，内固定型の骨延長器と外固定型の骨延長器を併用し，LFⅢセグメントの前方移動力源は外固定装置に求めて確実な移動と方向のコントロールを行い，内固定型延長器は頭蓋-頬骨下稜と頭蓋-頬骨体部に固定して移動するLFⅢセグメントを追いかけるイメージで延長を行うようにしている．延長器の回転の際に感じる抵抗で状態の判断を行い，外固定装置のワイヤーのゆるみなども生じてくる可能性があるため，必要に応じて1日あたりの延長量の調整を行う．先に述べた頬骨上顎縫合部での骨の曲がりに対しては，予防目的に頬骨-頬骨間にキルシュナー鋼線を刺入する場合もある．

4．他の手技との組み合わせ

　手術手順の項目では，開頭操作を伴わない，いわゆる subcranial Le Fort Ⅲ osteotomy について解説したが，近年では他の骨切りや骨移植，延長法のアレンジなどを組み合わせて手術を行う術式についても報告されるようになっている．特に Monobloc 型の骨移動や，FOA との組み合わせについて，近年多くの報告がみられるようになってきている[14]~[17]．本稿では誌面の関係上それらの報告が示しているデータについて個別に紹介することは割愛するが，LFⅢ型骨切りのアレンジという点で，Hopper らの報告した方法[18]についてのみ触れておきたい．Hopper らは，①LFⅢ骨移動と同時に骨移植による外鼻形成術を行う方法，②顔面非対称例に対する一側をヒンジとしてLFⅢ骨移動を行う方法，③LFⅢセグメントと頬骨セグメントの移動量を個別に調節する方法，の3つの maneuver を報告しており，非常に優れた術後経過を提示している．従来の術式が「moving an abnormal facial structure to a normal position」と表現されるように，顔面中央部の低形成を残したまま LFⅢセグメントが前方移動することは時として経験される事象である．様々なデバイスの発展や，解剖学的知見・症例集積研究の集積によって以前よりも安全に LFⅢ型骨切りが可能となってきている現在，さらに優れた術後結果を目指して症例ごとに術式を modify していくことが今後の課題と思われる．

最後に

　本稿の序盤でも触れた Paul Tessier は，Paris の大学では解剖実習室を使用することができなかったため，スクラブナースを伴い母校のあった Nantes まで500マイルもの距離をかけて移動し，献体を用いた手術の検証を行っていたという．Nantes からの戻り列車が Paris に到着するのは夜中の2時30分であり，それからわずかばかりの休憩ののち，再び日常の診療を行っていたとのことである．この精力的な探求が結実し，Tessier が

一連の手術結果を 1967 年に Rome で行われた国際形成外科学会で報告すると，満場の称賛を持って受け入れられたという[4].

LFⅢは困難を伴う手術であり，craniofacial surgeon にとって登竜門とも言える手術である．個々の症例から最大限の学びを得，優れた手術結果をなるべく多くの患者さんたちに届けることができるよう，術者には日々の研鑽が求められる．

参考文献

1) Raposo-Amaral, C. E., et al.：Serious complications after Le Fort Ⅲ distraction osteogenesis in syndromic craniosynostosis：evolution of preventive and therapeutic strategies. J Craniofac Surg. 29：1397-1401, 2018.
   Summary 比較的発生率の高い（18.7%），LFⅢ型骨延長の重篤な合併症について報告している．
2) Nout, E., et al.：Advancement of the midface, from conventional Le Fort Ⅲ osteotomy to Le Fort Ⅲ distraction：review of the literature. Int J Oral Maxillofac Surg. 37：781-789, 2008.
   Summary LFⅢ型骨切り・骨延長に関するよくまとまった Review.
3) Gillies, H., Harrison, S. H.：Operative correction by osteotomy of recessed malar maxillary compound in a case of oxycephaly. Br J Plast Surg. 3：123-127, 1950.
   Summary Gillies による世界初の LFⅢ型骨切りの報告．
4) Ghali, M. G., et al.：Craniosynostosis surgery：the legacy of Paul Tessier. Neurosurg Focus. 36：E17, 2014.
   Summary Paul Tessier の足跡に関する解説．学術論文ではないが，International Society of Craniofacial Surgery のモットー，"Pourquoi pas?" にまつわるエピソード等，一読の価値はある．
5) Orra, S., et al.：Relevant surgical anatomy of pterygomaxillary dysjunction in Le Fort Ⅲ osteotomy. Plast Reconstr Surg. 139：701-709, 2017.
   Summary LFⅢ型骨切りに有用な，側頭下窩周辺の動脈解剖についての献体を用いた研究．
6) Akita, S., et al.：Anatomical study using cadavers for imaging of life-threatening complications in Le Fort Ⅲ distraction. Plast Reconstr Surg. 131：19e-27e, 2013.
   Summary LFⅢ型骨切りにおける，各骨切り部位の重要性に関する献体を用いた研究．
7) Wood, J. S., et al.：The use of Brainlab Navigation in Le Fort Ⅲ osteotomy. J Craniofac Surg. 26：616-619, 2015.
   Summary LFⅢ型骨切りにおけるナビゲーションシステムの利用に関する報告．
8) Karian, L. S., et al.：Technology to minimize the morbidity of Le Fort Ⅲ osteotomies. Plast Reconstr Surg. 130：210e-212e, 2012.
9) Bosc, R., et al.：Intraoperative augmented reality with heads-up displays in maxillofacial surgery：a systematic review of the literature and a classification of relevant technologies. Int J Oral Maxillofac Surg. 48：132-139, 2019.
10) Kobayashi, S., et al.：Overcorrected midface advancement to improve airway problems in severe Pfeiffer syndrome types Ⅱ and Ⅲ. J Craniofac Surg. 30：53-56, 2019.
   Summary 重症 Pfeiffer 症候群における，LFⅢオーバーコレクションの手技と意義についての報告．
11) Hindin, D. I., et al.：Internal distraction resulted in improved patient-reported outcomes for midface hypoplasia. J Craniofac Surg. 29：139-143, 2018.
   Summary QOL の観点では，外固定型の延長器よりも内固定型の延長器の方が優れているということを示した論文．
12) Hettinger, P. C., et al.：Le Fort Ⅲ distraction using rotation advancement of the midface in patients with cleft lip and palate. Plast Reconstr Surg. 132：1532-1541, 2013.
13) Hariri, F., et al.：A novel technique using customized headgear for fixation of rigid external distraction device in an infant with Crouzon syndrome. J Craniofac Surg. 26：e740-e744, 2015.
14) Knackstedt, R., et al.：Comparison of complication rate between LeFort Ⅲ and monobloc advancement with or without distraction osteogenesis. J Craniofac Surg. 29：144-148, 2018.
15) Safi, A. F., et al.：Rigid external distractor-aided advancement after simultaneously performed LeFort-Ⅲ osteotomy and fronto-orbital advan-

cement. J Craniofac Surg. **29**：170-174, 2018.

16) Brown, M. S., et al.：45 years of simultaneous Le Fort Ⅲ and Le Fort Ⅰ osteotomies：A systematic literature review. Cleft Palate Craniofac J. **52**：471-479, 2015.

17) Goldstein, J. A., et al.：Complications in 54 frontofacial distraction procedures in patients with syndromic craniosynostosis. J Craniofac Surg. **26**：124-128, 2015.

18) Hopper, R. A., et al.：Achieving differential facial changes with Le Fort Ⅲ distraction osteogenesis：the use of nasal passenger grafts, cerclage hinges, and segmental movements. Plast Reconstr Surg. **130**：1281-1288, 2012.
Summary　より優れた手術結果を得るための3つの補足的手術手技についての報告.

◆特集／Maxillofacial Surgery

下顎骨形成術
―下顎骨全体を意識した手術の実際とポイント―

倉片　優*

Key Words：下顎角(mandibular angle)，下顎角形成術(mandibular angle plasty)，オトガイ形成術(genioplasty)，輪郭形成術(facial bone contouring)

Abstract　エラやオトガイの形態を整えるためには，まず下顎前突の有無を確認する必要がある．下顎前突が存在する場合には下顎骨の位置を移動させる下顎矢状分割骨切り術やルフォーⅠ型骨切り術の併用などが第一選択となる．下顎前突がなく下顎骨の形態を整える場合には下顎骨形成術の適応となる．
　下顎骨の形態を整える手術はエラ(下顎角)とオトガイに分けて語られることが多いが，下顎角からオトガイは連続した形態をしているので，下顎角からオトガイ部まで含めた下顎骨全体のコントゥールを常に注視する必要がある．そして下顎角を消失させるのではなく目立たなくさせ，オトガイはその下顎角とのバランスが取れた形態を作るのがこの手術の要点となる．そのためにはオトガイ部まで含めた下顎骨下縁の骨切除と下顎骨外板切除そしてオトガイ形成術を必要に応じて組み合わせた治療法を計画する必要がある．

はじめに

　エラやオトガイの縮小を希望する患者に対しては，エラやオトガイのreductionが一般的であるが，注意しなければならないのが，その本態は下顎前突によるものがかなりの割合で存在することである．元々の下顎骨の形態が整っていても，その位置が前方位にあれば下顎は大きく見えることになる．このような症例にエラやオトガイのreductionを適用すると下顎の前突感が残り，逆に皮膚の余剰が目立つことがある．また下顎骨全体のコントゥールを破壊し，不自然な外観を呈することがある．このようなことを避ける意味でも，セファログラムを用い，的確に骨格の診断を行い，下顎前突があればそれに応じた術式，すなわち下顎矢状分割骨切り術(以下，SSRO)等を検討するべきである．下顎全体を後方に移動すれば，下顎の前突感が消え，下顎骨が一回り小さく見え，自然な下顎形態を維持することができる．また，矯正歯科で歯科矯正治療を終了しており，一見正常咬合を呈するが，下顎の前突感が残っているといった症例を目にすることがある．このような場合にはルフォーⅠ型骨切り術とSSROにより上下顎を一塊(maxillo-mandibular complex)として時計軸回転(clockwise rotation)させることにより，下顎の前突感を解消することができる[1]．
　このような下顎前突がない症例や下顎骨全体の形態が整っていない症例に対しては，下顎骨形成術がよい適応となる．一般的にエラの手術は下顎角形成術と呼ばれ，様々な術式が報告されている[2)3)]が，下顎角の切除にこだわることにより術後に不自然な外観を呈する症例を散見するのも事実である[4]．このようなことを避ける意味でも，下顎角を切除することにこだわるのではなく，側貌における理想的な下顎のラインを作り出し，そして正貌における幅の改善を同時に図る必要がある[5]．そのためにはオトガイを含む下顎骨全体を評価し，それに応じた骨切りを行う必要があるため，下顎骨形成術と筆者は表現している．今回筆

* Masaru KURAKATA, 〒102-0074　東京都千代田区九段南 4-3-9　クリニカ市ヶ谷，院長

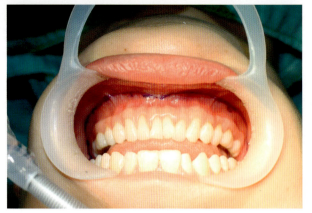

図 1. 両側下顎枝前縁切開から下口腔前庭につながる切開のデザイン

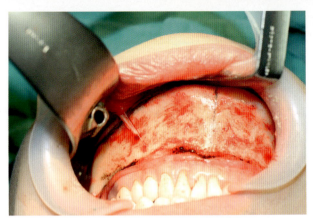

図 2. 下顎骨の展開

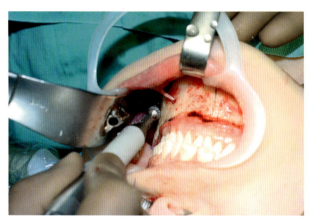

図 3. 下顎骨体部の隆起が大きい症例は, サージカルバーで骨隆起を削ってから下縁の骨切除を行う.

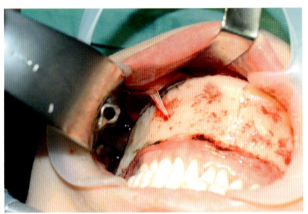

図 4. 下顎骨の骨切り線のデザイン

者の行っている下顎骨全体を意識した下顎骨形成術につき解説する.

手術機器の準備

電動のサージトーム, 各種ノミ, 脳べら, 鉤など骨切り術に必要な一般的な器械を用意する. 術野が深いため光源付きのLM鉤や, ヘッドライト等は大変役に立つので用意しておくとよい. 下顎角形成術にはオッシレーティングソーを用いる術式が種々報告されているが[1)2)], 特に下顎枝後縁での角度操作が困難なため筆者は通常用いることはなく, レシプロケーティングソーを好んで用いている.

麻 酔

手術は全身麻酔下, 経鼻挿管下に行う. 挿管チューブはスパイラルチューブを用い, 鼻中隔に糸で固定する. 口唇の保護にラッププロテクター®やアングルワイダーなどを用いるのが非常に有用である.

手術手技

両側下顎枝前縁切開から下口腔前庭につながる切開を加え(図1), 下顎骨全体を展開する(図2). 粘膜切開には, 先端が針状の電気メスを用いると出血が抑えられ有用である.

骨切りは下顎骨下縁の骨切除より始める. 下縁の骨切除に先立って, 下顎骨体部の隆起が大きい症例では深部の視野が得にくいため, はじめにサージカルバーで骨隆起を削ってから下縁の骨切除を行うようにすると, 深部の視野を確保することができる(図3). 下顎骨に骨切り線をデザインし(図4), オトガイ神経を損傷しないよう細心の

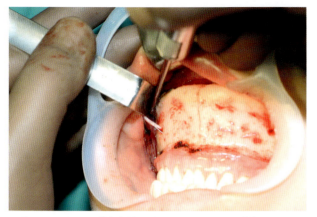

図 5. オトガイ神経尾側の骨切りはオトガイ神経の下から刃を入れる．

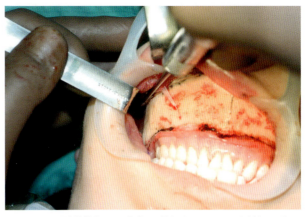

図 6. 下顎骨体部から角部の骨切りはオトガイ神経の上から刃を入れる．

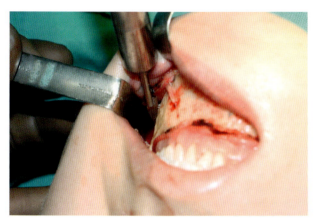

図 7. 後方からオトガイに向けて全層に骨切りを行う．

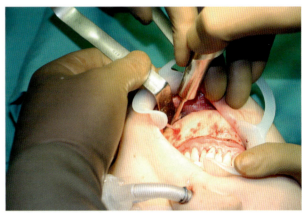

図 8. 全層の骨切りの際は，歯が深く入るので，注意深く行って神経切断を回避する．

注意を払い，ストッパー付きのレシプロケーティングソーでまず下縁の骨切除ラインに沿って溝を掘る．オトガイ神経尾側の骨切りはオトガイ神経の下から（図5），体部から角部にかけての骨切りはオトガイ神経の上から刃を入れるようにするのがよい（図6）．その位置で骨切り位置が予定通りか確認後，レシプロケーティングソーで下縁の骨を全層切除する．はじめにストッパー付きのレシプロケーティングソーで溝を掘るのは，骨切り線の確認と刃の背部分が丸くなっているため神経を切断する危険性を回避できるからである．溝を掘った後は通常のレシプロケーティングソーに替え，後方からオトガイに向けて全層に骨切りを行う（図7）．この際はある程度刃が深く入るので，注意深く行えば神経切断のリスクを減じることができる（図8）．次いで外板切除に移る．下顎枝上

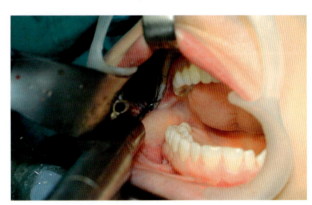

図 9. 外板の皮質骨裏面にノミの刃先を沿わせるようにして少しずつ分割し，外板を切除する．

縁および下顎骨体部の外板をストッパー付きのレシプロケーティングソーで骨切りし（図9），下顎枝前縁の皮質骨をレシプロケーティングソーで骨切り，次いでノミで下歯槽神経を損傷しないように外板の皮質骨裏面にノミの刃先を沿わせるよう

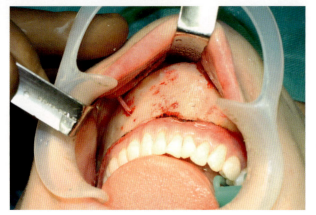

図 10. 下顎体部前縁の骨切り線からオトガイ神経孔付近まで，皮質骨を削骨する．

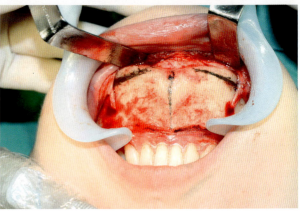

図 11. ＜オトガイを細くする場合＞
下顎骨下縁の切除をオトガイ正中まで延長する．

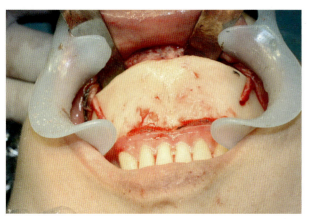

図 12. ＜オトガイを細くする場合＞
皮質骨を削骨した状態

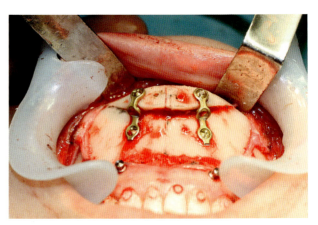

図 13. オトガイ骨切り術を併用することもある．

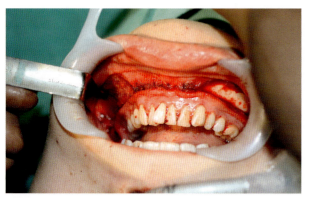

図 14. 骨膜を 5-0 Vicryl で縫合する．切断したオトガイ筋を確実に縫合することが重要である．

にして少しずつ分割を行い，外板を切除する．この手技は SSRO を行う際の分割のテクニックと要領は同じである．体部前縁の骨切り線からオトガイ神経孔付近まではラウンドバーを用いて皮質骨を削骨する（図10）．オトガイを細くする場合には下縁の骨切除をオトガイ正中まで延長し，さらに削骨して形態を整える（図11, 12）．必要に応じ同時にオトガイ骨切り術を併用することもある（図13）．

生理食塩水で十分に洗浄を行った後，骨膜を 5-0 Vicryl で縫合する．この際切断したオトガイ筋を確実に縫合することが重要である（図14）．最後に粘膜を 5-0 Vicryl で縫合する．ドレーン挿入は原則として行っていない．

術後管理

術後はテーピングと圧迫包帯を24時間行い，その後は2週間程度のサポーター固定を指示する．

合併症とその対策

1．三叉神経第3枝領域の麻痺

下顎骨の展開，骨切りの際に牽引により三叉神

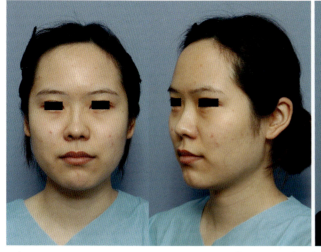
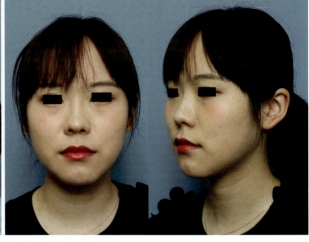

図 15. 症例 1：24 歳，女性（a：術前　b：術後）

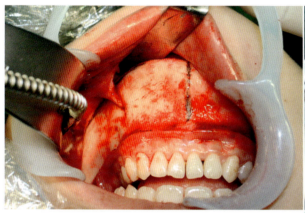
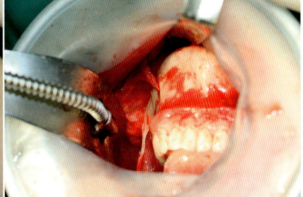
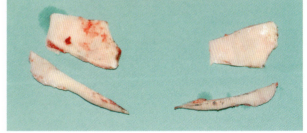

図 16.
症例 1
　a：下顎骨下縁の骨切り
　b：下顎骨外板の切除
　c：切除された下顎骨下縁と下顎骨外板

経第 3 枝領域の麻痺を生じる可能性があるので，神経は愛護的に扱い，過度の牽引を避けるようにする．

2．口唇熱傷

骨切りの際にハンドピースで口唇の熱傷を起こす可能性があるので注意する．アングルワイダーやラッププロテクター®を用いて口唇の保護に努める．

3．皮膚のたるみ

骨の体積が減り，皮膚の量は変わらないので多少の皮膚のたるみが出るはずであるが，症例ごとの皮膚軟部組織の状態によりたるみの状態に違いがある．中高年ではたるみのリスクは高まり，その改善手術としてフェイスリフト手術が必要になることがある．

症　例

症例 1：24 歳，女性

正貌の幅と側貌のエラの張りを主訴に来院．下顎角部からオトガイ部にかけて下顎骨下縁の骨切除，外板切除，体部からオトガイ孔付近の削骨を行った（図 15，16）．

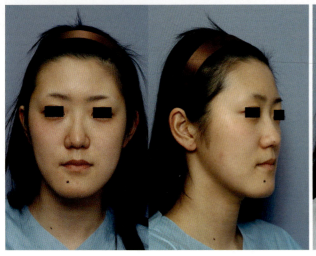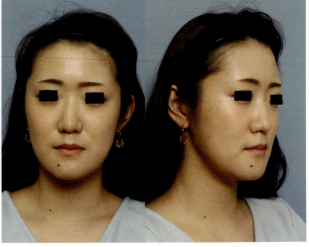

図 17. 症例 2：32 歳，女性（a：術前，b：術後）　　　　　　　　a|b

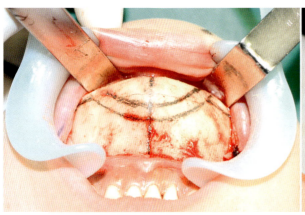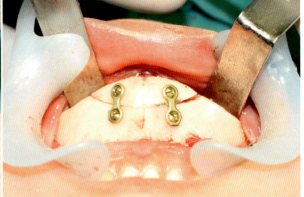

図 18. 症例 2
a：オトガイ骨切り術と下顎骨下縁の骨切除のデザイン
b：骨切りと骨切除後　　　　　　　　　　　　　　　　　　a|b

症例 2：32 歳，女性

オトガイの大きさを主訴に来院．下顎前突が存在するも歯科矯正を終了しており，大きな手術は望まないとのことで，オトガイの縮小と下顎角部手前までの下顎骨下縁の骨切除を行った（図 17，18）．

参考文献

1) 倉片　優：小顔形成術．形成外科．**57**(4)：339-345，2014．
2) Baek, S. M., et al.：The prominent mandibular angle; Pre operative management, operative technique, and results in 42 patients. Plast Reconstr Surg. **83**：272-280, 1989.
3) Yang, D. B., Park, C. G.：Mandibular contouring surgery for purely aesthetic reasons. Aesthetic Plast Surg. **15**：53-60, 1991.
4) 倉片　優：下顎角形成術．美容外科基本手技―適応と術式―．酒井成身監修．120-123，南江堂，2008．
5) 広比利次：下顎エラ切り術の標準的方法．形成外科．**50**：S289-S300，2007．

ピン・ボード

第 46 回日本医学脱毛学会学術集会

会　期：2020 年 2 月 16 日（日）　10：00〜16：00
会　頭：堀内祐紀（秋葉原スキンクリニック院長）
会　場：東京国際フォーラム B5
テーマ：医学脱毛の輪をつなぐ

問い合わせ：学会事務局　堀内祐紀（秋葉原スキンクリ
　　　　　　ニック）
　　　　　　〒 101-0021　東京都千代田区外神田 4-6-7
　　　　　　カンダエイトビル 2, 3F
　　　　　　TEL：03-3256-1213　FAX：03-3256-1216
　　　　　　Mail：info@akihabara-skin.com

なお，学会関連行事として，2 月 15 日（土）12：00〜17：
00 に秋葉原スキンクリニックにて，レーザーデモンスト
レーション，針脱毛講習会を開催いたします．

第 31 回日本眼瞼義眼床手術学会

会　期：2020 年 2 月 22 日（土）
会　長：垣淵正男（兵庫医科大学形成外科学講座　主任教
　　　　　授）
会　場：兵庫医科大学平成記念会館
　　　　　〒 663-8124　兵庫県西宮市小松南町 2-6
　　　　　TEL：0798-45-6753
テーマ：様々な視点から
HP：http://plaza.umin.ac.jp/~gigan31/
事務局：兵庫医科大学形成外科
　　　　　第 31 回眼瞼義眼床手術学会事務局
　　　　　〒 663-8501　兵庫県西宮市武庫川町 1 番 1 号
　　　　　Tel：0798-45-6753　Fax：0798-45-6975
　　　　　Email：gigan31@hyo-med.ac.jp

第 2 回世界瘢痕学会
共同開催：第 15 回瘢痕・
ケロイド治療研究会
（The 2nd World Congress of Global Scar Society with Scar Academy and Japan Scar Workshop）

会　期：2020 年 11 月 7 日（土）・8 日（日）
会　場：パシフィコ横浜（アネックスホール）
　　　　　〒 220-0012　横浜市西区みなとみらい 1-1-1
　　　　　TEL：045-221-2155
大会会長：
　　　　　小川　令（日本医科大学　形成外科学教室　主任
　　　　　教授）

演題募集：2020 年 4 月 1 日（水）12：00〜6 月 19 日（金）
　　　　　12：00
　・全ての演題はインターネットによるオンライン登録
　　にて受付いたします．
　・詳細は学会 HP にてご確認ください．
　※なお，第 15 回瘢痕・ケロイド治療研究会の筆頭演
　　者は，研究会員に限りますので，非会員の方は予
　　め入会手続きをしてください．

事前参加受付期間：
　Early Bird：2019 年 12 月 20 日（金）12 時〜2020 年 6
　月 19 日（金）11 時 59 分
　Regular：2020 年 6 月 19 日（金）12 時〜2020 年 9 月
　30 日（水）11 時 59 分
　　詳細は学会 HP にてご確認ください．

URL：http://gakkai.co.jp/g-scars2020/ja/

事務局：日本医科大学　形成外科学教室
　　　　　担当：土肥輝之
　　　　　〒 113-8603　東京都文京区千駄木 1-1-5
　　　　　TEL：03-5814-6208　FAX：03-5685-3076

運営事務局：株式会社学会サービス
　　　　　〒 150-0032　東京都渋谷区鶯谷町 7-3-101
　　　　　TEL：03-3496-6950　FAX：03-3496-2150
　　　　　E-mail：g-scars2020@gakkai.co.jp

FAX による注文・住所変更届け

改定：2015 年 1 月

　毎度ご購読いただきましてありがとうございます．

　読者の皆様方に小社の本をより確実にお届けさせていただくために，FAX でのご注文・住所変更届けを受けつけております．この機会に是非ご利用ください．

◇ご利用方法

　FAX 専用注文書・住所変更届けは，そのまま切り離して FAX 用紙としてご利用ください．また，注文の場合手続き終了後，ご購入商品と郵便振替用紙を同封してお送りいたします．**代金が 5,000 円をこえる場合，代金引換便とさせて頂きます．**その他，申し込み・変更届けの方法は電話，郵便はがきも同様です．

◇代金引換について

　本の代金が 5,000 円をこえる場合，代金引換とさせて頂きます．配達員が商品をお届けした際に，現金またはクレジットカード・デビットカードにて代金を配達員にお支払い下さい(本の代金＋消費税＋送料)．(※年間定期購読と同時に 5,000 円をこえるご注文を頂いた場合は代金引換とはなりません．郵便振替用紙を同封して発送いたします．代金後払いという形になります．送料は定期購読を含むご注文の場合は頂きません)

◇年間定期購読のお申し込みについて

　年間定期購読は，1 年分を前金で頂いておりますため，代金引換とはなりません．郵便振替用紙を本と同封または別送いたします．送料無料，また何月号からでもお申込み頂けます．

　毎年末，次年度定期購読のご案内をお送りいたしますので，定期購読更新のお手間が非常に少なく済みます．

◇住所変更届けについて

　年間購読をお申し込みされております方は，その期間中お届け先が変更します際，必ずご連絡下さいますようよろしくお願い致します．

◇取消，変更について

　取消，変更につきましては，お早めに FAX，お電話でお知らせ下さい．

　返品は，原則として受けつけておりませんが，返品の場合の郵送料はお客様負担とさせていただきます．その際は必ず小社へご連絡ください．

◇ご送本について

　ご送本につきましては，ご注文がありましてから約 1 週間前後とみていただきたいと思います．お急ぎの方は，ご注文の際にその旨をご記入ください．至急送らせていただきます．2〜3 日でお手元に届くように手配いたします．

◇個人情報の利用目的

　お客様から収集させていただいた個人情報，ご注文情報は本サービスを提供する目的(本の発送，ご注文内容の確認，問い合わせに対しての回答等)以外には利用することはございません．

　その他，ご不明な点は小社までご連絡ください．

株式会社 全日本病院出版会

〒 113-0033 東京都文京区本郷 3-16-4-7 F
電話 03(5689)5989　FAX03(5689)8030　郵便振替口座 00160-9-58753

FAX 専用注文書
形成・皮膚 1912

年　月　日

○印	PEPARS	定価(消費税込み)	冊数
	2020 年 1 月～12 月定期購読(送料弊社負担)	42,020 円	
	PEPARS No. 147　美容医療の安全管理とトラブルシューティング　増大号	5,720 円	
	PEPARS No. 135　ベーシック＆アドバンス　皮弁テクニック　増大号	5,720 円	
	バックナンバー(号数と冊数をご記入ください)　No.		

○印	Monthly Book Derma.	定価(消費税込み)	冊数
	2020 年 1 月～12 月定期購読(送料弊社負担)	42,130 円	
	MB Derma. No. 288　実践！皮膚外科小手術・皮弁術アトラス　増大号　新刊	5,280 円	
	MB Derma. No. 281　これで鑑別は OK！ダーモスコピー診断アトラス　増刊号	6,160 円	
	MB Derma. No. 275　外来でてこずる皮膚疾患の治療の極意　増大号	5,280 円	
	バックナンバー(号数と冊数をご記入ください)　No.		

○印	瘢痕・ケロイド治療ジャーナル		
	バックナンバー(号数と冊数をご記入ください)　No.		

○印	書籍	定価(消費税込み)	冊数
	グラフィック リンパ浮腫診断—医療・看護の現場で役立つケーススタディ—	7,480 円	
	整形外科雑誌 Monthly Book Orthopaedics 創刊 30 周年記念書籍 骨折治療基本手技アトラス	16,500 円	
	足育学　外来でみるフットケア・フットヘルスウェア	7,700 円	
	ケロイド・肥厚性瘢痕 診断・治療指針 2018	4,180 円	
	実践アトラス 美容外科注入治療　改訂第 2 版	9,900 円	
	ここからスタート！眼形成手術の基本手技	8,250 円	
	Non-Surgical 美容医療超実践講座	15,400 円	
	カラーアトラス 爪の診療実践ガイド	7,920 円	
	皮膚科雑誌 Monthly Book Derma. 創刊 20 年記念書籍 そこが知りたい 達人が伝授する日常皮膚診療の極意と裏ワザ	13,200 円	
	創傷治癒コンセンサスドキュメント—手術手技から周術期管理まで—	4,400 円	

○	書 名	定価	冊数	○	書 名	定価	冊数
	複合性局所疼痛症候群(CRPS)をもっと知ろう	4,950 円			カラーアトラス 乳房外 Paget 病—その素顔—	9,900 円	
	スキルアップ！ニキビ治療実践マニュアル	5,720 円			超アトラス眼瞼手術	10,780 円	
	見落とさない！見間違えない！この皮膚病変	6,600 円			イチからはじめる 美容医療機器の理論と実践	6,600 円	
	図説 実践手の外科治療	8,800 円			アトラスきずのきれいな治し方 改訂第二版	5,500 円	
	使える皮弁術　上巻	13,200 円			使える皮弁術　下巻	13,200 円	
	匠に学ぶ皮膚外用療法	7,150 円			腋臭症・多汗症治療実践マニュアル	5,940 円	
	化粧医学—リハビリメイクの心理と実践—	4,950 円					

お名前　フリガナ　　　　　　　　　　㊞　　　　診療科

ご送付先　〒　－

□自宅　□お勤め先

電話番号　　　　　　　　　　　□自宅　□お勤め先

バックナンバー・書籍合計
5,000 円以上のご注文
は代金引換発送になります

—お問い合わせ先—
㈱全日本病院出版会営業部
電話 03(5689)5989　　　FAX 03(5689)8030

全日本病院出版会行

FAX 03-5689-8030

年　月　日

住 所 変 更 届 け

お 名 前	フリガナ		
お客様番号		毎回お送りしています封筒のお名前の右上に印字されております8ケタの番号をご記入下さい。	
新お届け先	〒　　　　　都 道 　　　　　　府 県		
新電話番号	（　　　　　）		
変更日付	年　　月　　日より	月号より	
旧お届け先	〒		

※ 年間購読を注文されております雑誌・書籍名に✓を付けて下さい。
- ☐ Monthly Book Orthopaedics （月刊誌）
- ☐ Monthly Book Derma. （月刊誌）
- ☐ 整形外科最小侵襲手術ジャーナル （季刊誌）
- ☐ Monthly Book Medical Rehabilitation （月刊誌）
- ☐ Monthly Book ENTONI （月刊誌）
- ☐ PEPARS （月刊誌）
- ☐ Monthly Book OCULISTA （月刊誌）

FAX 03-5689-8030

全日本病院出版会行

好評書籍

実践アトラス

美容外科注入治療
改訂第2版

手技が見える！Web動画付

征矢野進一（神田美容外科形成外科医院 院長）著

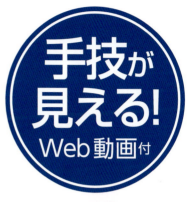

動画付きで手技がさらにわかりやすくなった改訂第2版！
コラーゲン、ヒアルロン酸等の各種製剤を用いた美容注入治療の施術方法について、実際の症例で皺や陥凹の治療について詳述しているのはもちろん、日々の診療で使用する備品や薬剤についても解説しています。さらに実際の手技を動画で確認し、より理解を深めることができます。皮膚科、美容外科、形成外科はもちろん、これから美容注入治療を始めたい医師の方々にぜひ手に取っていただきたい一書です。

A4変形判　オールカラー　182頁　定価（本体価格9,000円＋税）

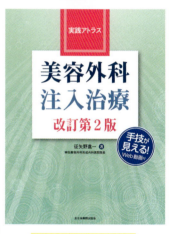

2018年4月発行

目次

Ⅰ　おさえておくべき注入治療の基本知識
1. フィラー（非吸収性材料）の歴史
2. 各種注入材料の知識
3. 注入治療に用いる物品
4. 注入用針について

Ⅱ　注入治療への準備
1. 注入治療に必要な解剖
2. マーキング法
3. 麻酔
4. インフォームドコンセント
5. 施術スケジュール
6. 治療の考え方・コツ

Ⅲ　部位・手技別実践テクニック
総論：各部位ごとの手技
1. 額
2. 眉間
3. 上眼瞼
4. 目尻
5. 下眼瞼と陥凹
6. 鼻根部
7. 隆鼻
8. 頬
9. 鼻唇溝
10. 口唇
11. 口角
12. 顎
13. 首
14. 手背部
15. 傷跡陥凹
16. 多汗症
17. 筋肉縮小
18. スレッドリフト
19. 脂肪分解注射

Ⅳ　合併症への対応と回避のコツ，術後定期メンテナンス
1. 共通の合併症
2. 製剤・材料に特有の合併症とその対策
3. 定期メンテナンス

Column
各製品の入手方法
水光注射
課金の方法
コラーゲン，ヒアルロン酸などの内服や外用による効果

索引
注入剤一覧（巻末綴じ込み表）

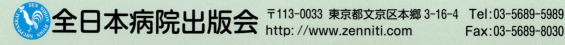

全日本病院出版会　〒113-0033 東京都文京区本郷 3-16-4　Tel：03-5689-5989
http://www.zenniti.com　Fax：03-5689-8030

PEPARS

2007 年
No. 14 縫合の基本手技 増大号 好評につき増刷
編集/山本有平

2011 年
No. 51 眼瞼の退行性疾患に対する
眼形成外科手術 増大号 好評につき増刷
編集/村上正洋・矢部比呂夫

2012 年
No. 62 外来で役立つ にきび治療マニュアル
編集/山下理絵

2013 年
No. 75 ここが知りたい！顔面の Rejuvenation
―患者さんからの希望を中心に― 増大号
編集/新橋 武

2014 年
No. 86 爪―おさえておきたい治療のコツ―
編集/黒川正人
No. 87 眼瞼の美容外科
手術手技アトラス 増大号 好評につき増刷
編集/野平久仁彦
No. 88 コツがわかる！形成外科の基本手技
―後期臨床研修医・外科系医師のために― 好評につき増刷
編集/上田晃一
No. 89 口唇裂初回手術
―最近の術式とその中期的結果―
編集/杠 俊介
No. 95 有茎穿通枝皮弁による四肢の再建
編集/光嶋 勲
No. 96 口蓋裂の初回手術マニュアル
―コツと工夫―
編集/土佐泰祥

2015 年
No. 97 陰圧閉鎖療法の理論と実際
編集/清川兼輔
No. 98 臨床に役立つ 毛髪治療 update
編集/武田 啓
No. 99 美容外科・抗加齢医療
―基本から最先端まで― 増大号
編集/百束比古
No. 100 皮膚外科のための
皮膚軟部腫瘍診断の基礎 臨時増大号
編集/林 礼人
No. 103 手足の先天異常はこう治療する
編集/福本恵三
No. 104 これを読めばすべてがわかる！骨移植
編集/上田晃一

No. 105 鼻の美容外科
編集/菅原康志
No. 106 thin flap の整容的再建
編集/村上隆一
No. 107 切断指再接着術マニュアル
編集/長谷川健二郎
No. 108 外科系における PC 活用術
編集/秋元正宇

2016 年
No. 109 他科に学ぶ形成外科に必要な知識
―頭部・顔面編―
編集/吉本信也
No. 110 シミ・肝斑治療マニュアル 好評につき増刷
編集/山下理絵
No. 111 形成外科領域におけるレーザー・光・
高周波治療 増大号
編集/河野太郎
No. 112 顔面骨骨折の治療戦略
編集/久徳茂雄
No. 113 イチから学ぶ！頭頸部再建の基本
編集/橋川和信
No. 114 手・上肢の組織損傷・欠損 治療マニュアル
編集/松村 一
No. 115 ティッシュ・エキスパンダー法 私の工夫
編集/梶川明義
No. 116 ボツリヌストキシンによる美容治療 実
践講座
編集/新橋 武
No. 117 ケロイド・肥厚性瘢痕の治療
―我が施設(私)のこだわり―
編集/林 利彦
No. 118 再建外科で初心者がマスターすべき
10 皮弁 好評につき増刷
編集/関堂 充
No. 119 慢性皮膚潰瘍の治療
編集/館 正弘
No. 120 イチから見直す植皮術
編集/安田 浩

2017 年
No. 121 他科に学ぶ形成外科に必要な知識
―四肢・軟部組織編―
編集/佐野和史
No. 122 診断に差がつく皮膚腫瘍アトラス
編集/清澤智晴
No. 123 実践！よくわかる縫合の基本講座 増大号
編集/菅又 章
No. 124 フェイスリフト 手術手技アトラス
編集/倉片 優

バックナンバー一覧

No. 125　ブレスト・サージャリー　実践マニュアル
　　　　　編集／岩平佳子
No. 126　Advanced Wound Care の最前線
　　　　　編集／市岡　滋
No. 127　How to 局所麻酔＆伝達麻酔
　　　　　編集／岡崎　睦
No. 128　Step up!マイクロサージャリー
　　　　　―血管・リンパ管吻合，神経縫合応用編―
　　　　　編集／稲川喜一
No. 129　感染症をもっと知ろう！
　　　　　―外科系医師のために―
　　　　　編集／小川　令
No. 130　実践リンパ浮腫の治療戦略
　　　　　編集／古川洋志
No. 131　成長に寄り添う私の唇裂手術
　　　　　編集／大久保文雄
No. 132　形成外科医のための皮膚病理講座にようこそ
　　　　　編集／深水秀一

2018 年

No. 133　頭蓋顎顔面外科の感染症対策
　　　　　編集／宮脇剛司
No. 134　四肢外傷対応マニュアル
　　　　　編集／竹内正樹
No. 135　ベーシック＆アドバンス
　　　　　皮弁テクニック　増大号
　　　　　編集／田中克己
No. 136　機能に配慮した頭頸部再建
　　　　　編集／櫻庭　実
No. 137　外陰部の形成外科
　　　　　編集／橋本一郎
No. 138　"安心・安全"な脂肪吸引・脂肪注入マニュアル
　　　　　編集／吉村浩太郎
No. 139　義眼床再建マニュアル
　　　　　編集／元村尚嗣
No. 140　下肢潰瘍・下肢静脈瘤へのアプローチ
　　　　　編集／大浦紀彦
No. 141　戦略としての四肢切断術
　　　　　編集／上田和毅
No. 142　STEP UP! Local flap
　　　　　編集／中岡啓喜
No. 143　顔面神経麻痺治療のコツ
　　　　　編集／松田　健
No. 144　外用薬マニュアル
　　　　　―形成外科ではこう使え！―
　　　　　編集／安田　浩

2019 年

No. 145　患児・家族に寄り添う血管腫・脈管奇形の医療
　　　　　編集／杠　俊介
No. 146　爪・たこ・うおのめの診療
　　　　　編集／菊池　守
No. 147　美容医療の安全管理と
　　　　　トラブルシューティング　増大号
　　　　　編集／大慈弥裕之
No. 148　スレッドリフト　私はこうしている
　　　　　編集／征矢野進一
No. 149　手・指・爪の腫瘍の診断と治療戦略
　　　　　編集／島田賢一
No. 150　穿通枝皮弁をあやつる！
　　　　　―SCIP flap を極める編―
　　　　　編集／成島三長
No. 151　毛の美容外科
　　　　　編集／武田　啓
No. 152　皮膚悪性腫瘍はこう手術する
　　　　　―Oncoplastic Surgery の実際―
　　　　　編集／野村　正・寺師浩人
No. 153　鼻の再建外科
　　　　　編集／三川信之
No. 154　形成外科におけるエコー活用術
　　　　　編集／副島一孝
No. 155　熱傷の局所治療マニュアル
　　　　　編集／仲沢弘明

各号定価 3,000 円＋税．ただし，増大号：No. 14, 51, 75, 87, 99, 100, 111 は定価 5,000 円＋税．No. 123, 135, 147 は 5,200 円＋税．
在庫僅少品もございます．品切の際はご容赦ください．
（2019 年 11 月現在）
本頁に掲載されていないバックナンバーにつきましては，弊社ホームページ（http://www.zenniti.com）をご覧下さい．

click

| 全日本病院出版会 | 検　索 |

全日本病院出版会 公式 twitter !!

弊社の書籍・雑誌の新刊情報，または好評書のご案内を中心に，タイムリーな情報を発信いたします．
全日本病院出版会公式アカウント **@zenniti_info** を是非ご覧下さい!!

2020 年　年間購読　受付中！

年間購読料　42,020 円（消費税込）（送料弊社負担）

（通常号 11 冊，増大号 1 冊：合計 12 冊）

次号予告

褥瘡治療のアップデート

No.157（2020年1月号）

編集／埼玉医科大学助教　　　　石川　昌一

褥瘡の評価法……………………仲上　豪二朗
褥瘡の保存的治療
　―外用薬と創傷被覆材の使い方―…藪野　雄大ほか
褥瘡の抗菌薬……………………野崎　由迅ほか
褥瘡の局所陰圧閉鎖療法………桒水流　健二ほか
日常診療で役立つ褥瘡のデブリードマン
　………………………………匂坂　正信ほか
褥瘡の再建手術…………………石川　昌一ほか
高齢者の褥瘡治療における手術適応や
　周術期管理，再発予防………池田　佳奈枝ほか
褥瘡治療におけるリハビリテーション
　………………………………新妻　淳子
褥瘡治療におけるチーム医療……栗原　健ほか

| 編集顧問：栗原邦弘　中島龍夫 |
| 　　　　　百束比古　光嶋　勲 |
| 編集主幹：上田晃一　大阪医科大学教授 |
| 　　　　　大慈弥裕之　福岡大学教授 |
| 　　　　　小川　令　日本医科大学教授 |

No.156　編集企画：
　赤松　正　東海大学教授

PEPARS　No.156

2019年12月15日発行（毎月1回15日発行）
定価は表紙に表示してあります．
Printed in Japan

発行者　　末　定　広　光
発行所　　株式会社　全日本病院出版会
〒113-0033 東京都文京区本郷3丁目16番4号
　　　　電話（03）5689-5989　Fax（03）5689-8030
　　　　郵便振替口座 00160-9-58753

Ⓒ ZEN・NIHONBYOIN・SHUPPANKAI, 2019

印刷・製本　三報社印刷株式会社　　　電話（03）3637-0005
広告取扱店　㈱日本医学広告社　　　電話（03）5226-2791

・本誌に掲載する著作物の複製権・翻訳権・上映権・譲渡権・公衆送信権（送信可能化権を含む）は株式会社
全日本病院出版会が保有します．
・ JCOPY ＜(社)出版者著作権管理機構　委託出版物＞
本誌の無断複写は著作権法上での例外を除き禁じられています．複写される場合は，そのつど事前に，(社)出
版者著作権管理機構（電話 03-5244-5088, FAX 03-5244-5089, e-mail: info@jcopy.or.jp）の許諾を得てくだ
さい．
・本誌をスキャン，デジタルデータ化することは複製に当たり，著作権法上の例外を除き違法です．代行業者等
の第三者に依頼して同行為をすることも認められておりません．